Babywise

婴幼儿养育法

〔美〕罗伯特·巴克纳姆（Robert Bucknam）

〔美〕加里·艾佐（Gary Ezzo） ◎著

崔玉涛 ◎主译

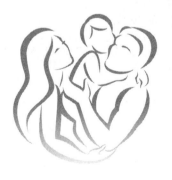

北京科学技术出版社

On Becoming Baby Wise, Book Two

© 2012 by Gary Ezzo and Robert Bucknam, M.D.

This edition published by Hawksflight & Associates, Inc.

著作权合同登记号　图字：01-2018-0912

图书在版编目（CIP）数据

婴幼儿养育法 /（美）罗伯特·巴克纳姆(Robert Bucknam)，（美）加里·艾佐 (Gary Ezzo) 著；崔玉涛主译. — 北京：北京科学技术出版社，2020.8
（2024.7 重印）

（如何更懂你的宝宝：全 2 册）

书名原文：On Becoming Baby Wise, Book Two

ISBN 978-7-5714-0981-4

Ⅰ. ①婴⋯ Ⅱ. ①罗⋯ ②加⋯ ③崔⋯ Ⅲ. ①婴幼儿—哺育—普及读物 Ⅳ. ① TS976.31-49

中国版本图书馆 CIP 数据核字 (2020) 第 095566 号

策划编辑：	赵美蓉
责任编辑：	周　珊
责任校对：	贾　荣
图文设计：	天地鹏博
责任印制：	吕　越
出 版 人：	曾庆宇
出版发行：	北京科学技术出版社
社　　址：	北京西直门南大街 16 号
邮政编码：	100035
电　　话：	0086-10-66135495（总编室）　0086-10-66113227（发行部）
网　　址：	www.bkydw.cn
印　　刷：	三河市国新印装有限公司
开　　本：	880mm×1230mm　1/32
字　　数：	113 千字
印　　张：	5.5
版　　次：	2020 年 8 月第 1 版
印　　次：	2024 年 7 月第 4 次印刷

ISBN 978-7-5714-0981-4

定　　价： 108.00 元（全 2 册）

谨以此书献给：

罗宾·魏德和加里·范德·魏德

（Robyn and Gary Vander Weide）

这对佳侣——我们生命中的两盏明灯

医护专业人士

对《婴幼儿养育法》的评价

"

萨菲瑞－梅·廖（Saphry–May Liauw）
医学博士、理科硕士（药剂学），来自印度尼西亚雅加达

我是一名在美国接受过医学培训的亚洲儿科医生，所以我知道《婴幼儿养育法》的指导原则跨文化同样适用。本书为父母提供婴儿过渡时期的养育指导，让父母能够满怀信心、卓有成效地引导宝宝完成三大过渡——喂养过渡、清醒时间过渡和睡眠过渡。基于我养育两个儿子的经验以及对无数案例的观察所得，我强烈推荐父母把"如何更懂你的宝宝"系列丛书列为必读书目，以实现优质的养育。

萨罗伯特·特纳（Robert Turner）
医学博士，来自美国弗吉尼亚州里士满市

我是一名小儿神经科医生，也是丈夫和父亲，我完全赞同《婴幼儿养育法》中的观点，并大力推荐本书。书中的指导原则极其实用，而且放之四海而皆准。宝宝的生活应该具有规律性，如果本书推荐的规律性原则能够被广泛应用于宝宝生命中的前几个月乃至前几年的生

活，就会大大降低宝宝在 2 岁时出现行为缺陷和神经障碍的可能性。本书充满智慧，实用可行，同时还能赋予父母信心。可以说，在儿童发展、行为管理、注意力障碍领域，几乎没有在版书籍能够与本书媲美。

彼得·Y.S. 金（Peter Y. S. Kim）
医学博士，来自美国加利福尼亚州瓦伦西亚市

作为一名信奉父母引导式育儿法的儿科医生，每个新生宝宝都会让我感觉充满挑战并为此激动不已，因为我知道，我不仅能促进他们的身体健康，还能帮助他们培养道德行为。《婴幼儿养育法》让我能够为培养儿童的良好行为做出贡献，这些正是我们的社会所缺少的。本书内容精彩，介绍的方法实用、效果卓著，是我行医生涯中的宝贵资源。没有哪本医学著作能像本书这样切中生命的基本需求。

佩恩·莱尔德（Penn Laird）
医学博士，儿科心脏学家，美国得克萨斯州达拉斯市

终于有一本实用、有益且有效的宝宝养育指南了！《婴幼儿养育法》为父母提供了与时俱进的养育策略，贴近新时代的新需求。作为一名儿科学专业人员，我强烈推荐本书，它是学步前期宝宝的养育指南。

致

Acknowledgments

谢

　　我们由衷感谢许多老同事和现同事的帮助，包括蒂姆·伦茨和帕特里夏·伦茨夫妇（Tim and Patricia Lentz）、斯科特·麦克劳德和特雷莎·麦克劳德夫妇（Scott and Theresa McLeod）、戴维·伊格莱西亚和辛西娅·伊格莱西亚夫妇（David and Cynthia Iglesia）、蒂安娜·温德尔伯格（Tiana Wendelburg）、莎伦·奥古斯特森（Sharon Augustson），他们为本书的成功出版做出了重要贡献。我们还要借此感谢康妮·拉穆罗（Connie Lamoureux），她撰写了有关儿童语言能力发展的内容（附录A）。同时感谢南希·马丁（Nancy Martin）和插画师伊冯娜·威尔伯（Yvonne Wilber），她们贡献了婴儿手语训练内容。此外，托米·加多尔（Tommye Gadol）、佩奇·亨特（Paige Hunter），以及艾利辛·森水（Allicin Morimizu）编辑了本书的最新版本，我们十分珍视和感激三位为本书做出的贡献。

阐释婴儿大脑神经科学，并说明父母应该如何深入地影响宝宝的学习方式，是一项极具挑战性的任务。书中多次提到婴幼儿大脑发育，这些内容均来自我们的老朋友兼医学顾问罗伯特·特纳（Robert Turner）医生。特纳医生在小儿神经科学领域颇有建树，他为整个神经科学领域的科研突破做出了贡献。他所奉献的时间和精力将继续造福几代读者。我们的另一位医学顾问兼朋友艾伦·弗内斯（Alan Furness）提供了有关婴幼儿口腔护理的科学知识。我们还想借此机会感谢里奇·扬和朱莉·扬夫妇（Rich and Julie Young）、格雷格·班克斯和塔拉·班克斯夫妇（Greg and Tara Banks），以及肖恩·伍德和康妮·伍德夫妇（Shawn and Connie Wood）。他们提供了很多实用的建议，让本书更加贴近读者的日常生活。

序
Foreword

一

作为一名儿科医生，我关注的焦点是儿童的健康生长。健康不仅仅指身体检查一切正常，还包括情绪、道德和认知健康，包括为宝宝提供最佳环境，促其茁壮发展，让他在每个发育阶段都能发挥潜能。

在本系列第一册《婴幼儿睡眠书》中，我们讲述了一些有关宝宝养育的显见事实。比如，婴儿生活的有序、规律和可预知有助于宝宝的茁壮成长。这些养育方式的益处是不言而喻的，宝宝的健康成长就是最好的证明。按照这些原则养育的宝宝，身体健康，清醒时间注意力集中，认知警觉度高，白天小睡睡得好，并且具有健康的夜间睡眠习惯。但是，父母也不能就此躺在功劳簿上沾沾自喜，而应将这些结果作为宝宝通向未来良性发展的基石。前几个月的成就奠定了坚实的基础，帮你更好地迎接下一个重大过渡期——5～12月龄。

这个时期是宝宝生命中令人惊叹、兴奋的时期，此阶段宝宝的警觉度已经发展到一个新的水平，宝宝开始主动与周围的人、地点和事物互动。这也是宝宝认知能力快速发展的阶段，宝宝开始有目的地做出一个个"小决定"，这些小决定正是学习模式赖以形成的基础。相应地，在这一时期，父母的行为和反应深深地影响着宝宝的那些"小决定"。正因如此，在第一年的下半年，养育宝宝就从一个简单的模式逐渐向更具挑战性的复杂模式转变。

采用本系列书介绍的原则养育宝宝的父母，应该如何迎接下一个成长过渡期？首先，当然不能放弃之前的成功密钥——宝宝的日常作息。宝宝的基本需求包括营养、睡眠、认知和情绪需求，这一点并没有随着月龄的增加而改变，改变的是在日常生活中满足这些需求的方式。因为宝宝在持续成长，不断地从一个阶段过渡到下一个阶段，在每个过渡期，父母都必须相应地调整宝宝的"喂养—清醒—睡眠"规律，以便满足宝宝不断变化和增长的复杂需求。

对于即将到来的各种变化和挑战，父母应该了解什么？婴儿期宝宝的世界是被动的，但是到了第一年的下半年，生长因素开始呈现出多重性。本书要做的就是连点成线，为读者勾勒出清晰的路径。婴儿期的每次过渡都是多方面的，父母对此了解得越多，就越能自信、有效地管理宝宝日益丰富多彩的世界。《婴幼儿养育法》能帮你迎接这一挑战。祝你享受养育旅程！

罗伯特·巴克纳姆

序
Foreword
二

　　简直不敢相信！你在育儿旅程上已经行进了至少4个月，养育宝宝的复杂性开始成倍增加。宝宝的体格在增长；与此同时，宝宝对周围新视像、声音、感觉和事物联结日益敏锐的知觉，塑造着他的大脑。现在，宝宝能够更加专注地与周围的物质世界互动。请注意：宝宝的世界和你的世界，即将迎来巨大变化！

　　保持有序性和系统性能够给宝宝的日常生活带来安全感。宝宝夜间的安稳睡眠，以及家中环境的稳定，仍然是需要优先考虑的事项。但是，现在必须用发展的眼光来看待这些事项。例如，喂养已不仅是宝宝吸吮反射触发的一个生理响应。对于5月龄宝宝来说，进餐过程成了复杂、有意识的互动过程。这一互动过程涉及宝宝与父母、食物与饮品、偏好与需求、喜欢与厌恶，这些都涉及"应该"和"不应该"。

　　也是在这一时期，宝宝清醒时间里的行为和反应开始有了安全与不安全、正确与错误之分，宝宝会因为父母的反馈方式而得到鼓舞或感到气馁。在接下来的7个月里，父母的关注点将会转移到宝宝的训练上，鼓励宝宝的正确行为，抑制他的错误行为。宝宝的喂养时间、清醒时间和睡眠时间都在源源不断地为父母提供机会，让你展示智慧与耐心，发挥为人父母的引导作用。《婴幼儿养育法》提供的指导方法针对的就是这个至关重要的时期。

《婴幼儿养育法》原版为美国读者所写，因此，书中使用的是英制计量单位，包括盎司、磅和英寸等。随着读者群体日益国际化，我们认识到需要把相关数据转换为公制计量单位。后面有个简单的公制计量单位换算表，包含了本书出现的所有计量单位。请注意，表中提供的是"近似"换算值。

这里还要说明几个用语的选择问题。在本系列育儿指南第一册《婴幼儿睡眠书》中，我们介绍了父母引导式育儿法（parent-directed feeding，PDF）。在本书中，我们提到采用父母引导式育儿法的宝宝时，指的是按照本系列书介绍的原则养育的宝宝。读者还会遇到"婴儿过渡期"这个说法，它指的是5～12月龄之间的整个成长阶段。需要区别的是，"学步前期"指的是9～12月龄。另外，阅读本书各章时，你会发现我们在举例时多用第三人称代词"他"，这只是为了行文方便，本书的指导原则同样适用于女宝宝。最后，本书提到孩子时多用"宝宝"代指。

你正在踏入一个令人兴奋的养育新阶段，前方有许多美妙的体验在等待你和你的家庭去经历。祝你享受其中的每个美妙时刻！

加里·艾佐

英制与公制换算表（近似值）

干重换算				液体容量换算			
盎司 （oz）	克 （g）	磅 （lb）	千克 (kg)	盎司 （oz）	毫升 （ml）	杯	毫升 （ml）
0.5	14	15	7	20	600	1	250
1	28			24	700	2	500
1.5	43			32	950	3	750
2	57					4	1000
3	85						
3.5	99						
4	113						
5	142						
6	170						
7	198						
8	227						

目 录
Contents

第二部分　养育9～12月龄宝宝

附　录

第一部分

养育5～8月龄宝宝

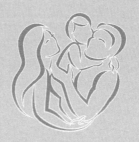

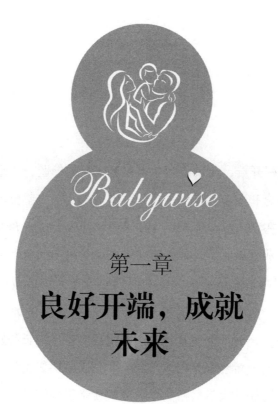

Babywise

第一章

良好开端，成就未来

"良好开端，成就未来"不仅是本章的标题，还是我们的定义性理念和宝宝训练中的口号，本书从头至尾都会不断重复这句话。在婴儿过渡期（5～12月龄），我们鼓励父母牢记"良好开端，成就未来"。你希望宝宝未来的行为如何，那么从一开始就这样培养他，因为这一时期是宝宝大脑形成的关键时期。在这一时期里，父母在有意识（或是无意识）地培养宝宝的学习模式，而这些模式将会影响宝宝多年。生长和发育是分阶段发生的，新经验是以原有经验为基础层层累积起来的。因此，一定要保证宝宝最初的学习模式就是正确模式，即良好开端，成就未来。

　　父母首先应该从何处着手？我们在《婴幼儿睡眠书》中提出了我们的基本理念：宝宝的日常作息应该遵循可预知的"喂养—清醒—睡眠"规律。与没有享受到这种养育方法带来的益处的宝宝相比，按照这一理念养育的宝宝整体发育能够达到最佳水平。规律性仍然是本书的基本理念之一。0～5月龄宝宝的喂养、清醒和睡眠相关指导原则，同样适用于5～12月龄宝宝。但这7个月里会出现新的生长变量，这要求父母的洞察力和管理能力也随之提高到新的水平，以跟上宝宝的成长节奏。

以食物为例。接近5～6月龄时，宝宝的膳食中通常开始添加婴儿米粉。从表面上看，喂婴儿米粉好像非常简单：妈妈取出少量婴儿米粉，用母乳或配方奶冲调成糊状，再喂给宝宝一小勺，这样就可以了。然而，实际过程并没有这么简单。对于5～6月龄宝宝来说，进餐已经不再是由吸吮反射所激发的简单生理冲动，它已发展为非常复杂的、有意识的互动过程。这一过程中宝宝与父母、食物与饮品、偏好与需求、喜爱与厌恶等都涉及"应该"和"不应该"。

在清醒时间里，宝宝也不再因为不能自己移动位置，只能趴在小毯子上观察世界而处于被动状态。一旦宝宝具备了自主四处活动的能力，父母必须时刻跟在他身后，以保护他的安全。这一时期既令人兴奋，又充满挑战，因为每一周都会发生多方面的生长变化。

一个时期，两个调整阶段

在5～12月龄，宝宝的生长发育速度惊人。这一时期变化繁多，前后差异可观，所以最好把这一时期进一步划分为两个调整阶段。第一个调整阶段开始于5～6月龄。首先是喂养方面的调整。随着喂养的复杂化，宝宝的清醒时长相应延长，这就需要加强对清醒时间的规划和监管。清醒时长的延长还会影响宝宝每日所需的小睡次数。

第二个调整阶段开始于9月龄左右，这时宝宝的活动能力进入了新的阶段，需要父母提高警惕。具体表现是，宝宝会爬了，他对一切充满了好奇，而他的两条小腿能够帮助他到达任何想去的地方。在这个阶段里，宝宝坐在高脚椅里吃东西，也可能是在玩食物，并能够自主决定进餐时间何时结束。现在，他充分显露出自己对于食物的偏好，有喜欢的，也有厌恶的，程度从温和到激烈不等。他还发明出自己的抗议手段：掀翻盘子，或是嘴巴"噗噗"地向外喷食物！随着体格的增长，他的大脑也在不断发育。他已经逐渐明白，他的各种可爱或不那么可爱的行为，能够引发父母不同的反应。

为了清晰地阐释宝宝即将发生的具体变化，我们把本书分成两个部分，分别对应上述两个调整阶段。第一部分（第一至五章）讲述5~8月龄之间的喂养、清醒时间、睡眠变化；第二部分（第六至十章）依然会讲到这三大活动，但对应的时间段是9~12月龄。

有些父母可能会疑惑，短短3个月能发生多少变化呢？宝宝5月龄时，多给他拍些照片。到了9月龄，他会像换了一个人一样，掌握全新的本领，对周围的世界及人有更加深入的了解。到了12月龄，他已经是一名具备很强活动能力的学步前期儿童。此时，一种内在的欲望驱使着他到处探索、发现。与此同时，他在学习怎样通过微笑或尖叫来操控这个世界。父母们，欢迎进入宝宝的婴儿过渡期，你的生活将在此时发生变化。你需要了解什么呢?

生长因素

在宝宝生命中的第一年里，两大活动始终处于主导地位：生长发育和学习。这两大活动相互依赖，但是不能互换。生长发育指的是生命体的生理过程，而学习指的是心理过程，其中包括道德训练和发展。不过，不管是生长发育还是学习，都需要一步一步积累递进。

不管是动物还是人类，每个物种都有自己特有的发育模式。婴儿表现出两大发育模式：纵向发育顺序是从头到脚、从上至下发展；横向发育顺序是从身体中轴线向两侧发展。从上至下的纵向发育顺序指的是：在身体结构和功能方面，最先发育的是头部，然后是躯干，最后是腿部和足部。宝宝首先学会抬头，开始时还摇摇晃晃的，保持一会儿后趴回床垫上。过了一段时日，随着颈部和胸部肌肉力量的增强，宝宝能高高地抬起头来。到了20周龄，他已经能很好地控制头部和肩部肌肉，但是躯干力量仍然薄弱，需要倚靠物品，或是坐在有靠背的椅子上才能保持坐姿。他首先学会熟练使用自己的胳膊和手，比如伸手取物和抓握，然后才学会使用双腿。之后，他开始四处移动，先是肚子着地爬行，然后是手膝着地爬行，再后来他学会走、跑、跳。

横向发育遵循从简单到复杂的顺序。在胎儿时期，宝宝的头部和躯干发展到一定阶段后，四肢才开始发育。胳膊逐渐变长，然后慢慢发育出手和手指。在肢体功能方面，宝宝出生后，先学会使用胳膊，然后才学会使用双手。开始时，他把手部作为一个整体来使用，然后才学会控制手指运动。他先是整手抓握着食物送到嘴里，然后才具备了"捏握反射"这一精细运动技能。捏握反射指的是拇指和食指对捏捡起小块物品的能力。"顺序"是儿童生理成熟过程的关键词，因为体格生长方式有一定的顺序且具有可预知性。

学习因素

生理成熟的表现是身体功能得到发展，它是基因作用的结果；学习能力影响的是我们与所处环境的相互作用。对于宝宝而言，学习主要来自父母的影响和指示。与成人类似，儿童会基于此前习得的知识来解读新接触的事物。这意味着学习是个递进的过程，理解是在新信息与原有经验的联系中建构起来的。在宝宝的各个发育阶段，规律、有序的过渡，有助于宝宝在接受新信息的同时发展理解力。这就是本章标题"良好开端，成就未来"背后的含义。

对宝宝来说，这是个全新的、不断扩大的世界，让宝宝有序地向前发展，能够大大提高他的学习能力。这个发展过程实际上是逐渐同化多种知觉的过程，宝宝将在这个过程中建构出新的概念。遇到新事物能理解它的正确意义，这样的理解力更为强大。相较而言，有的儿童遇到新事物时必须先联想旧情境，经历一个纠正过程，才能形成正确概念。

鉴于学习过程是分阶段逐步递进的，宝宝训练也应该遵循相同的方式，与学习过程保持同步。因此，父母应该为宝宝提供良好的学习环境，使信息刺激符合宝宝的理解能力。影响学习的因素有很多，明显的因素包括宝宝的天生气质、是否有哥哥姐姐、父母的决心、训练的目的，以及指示或强化的方法等。学习可以分为三大类：基本技能、学科学习和道德发展。让我们来一一了解。

基本技能

不是所有行为都具有道德性质。有的行为在道德上是中性的，比如与基本技能相关的行为。宝宝早期最重要、最快速的生长发育体现在运动技能的发育上。用杯子喝水、用勺子吃东西、用双腿走路，都是宝宝分阶段逐步学会的技能。刚开始吃手指食物时，宝宝会先用整只手把食物抓过来，然后攥着食物送进嘴里。随着协调能力不断发展，他慢慢地学会运动手指，最终实现食指和拇指对捏，逐步掌握了把食物精准地送进嘴里的技巧。学步期宝宝抛球时是全身用力，随着身体协调能力的发展，他学会用手臂发力抛球。

技能、才能和天才不是一回事。技能包括学习使用勺子、在线框内涂色、走路、骑自行车和抛球等，是人类共有的基本能力。才能不同于技能，才能存在差异性。所有人都有才能，但不可能每个人都拥有同一种才能。天才则拥有超常才能，如许多音乐家都具有天生的才能，但莫扎特是天才。

学科学习

学科学习指的是数据积累，以及在一定情境下运用逻辑思考（推理）的能力。与身体发育类似的是，学科学习也遵循从一般到具体的顺序，也是一个渐进的过程。儿童先学习字母，然后学习把字母组合起来构成单词，并最终学会阅读这些单词。儿童先学会数1、2、3、4、5，但是要过一段时间才能意识到，同样的数字也可以用来表示1、2、3、4、5美元。儿童先学习了"树"这个大类别，然后才学会区分松树和橡树等，最后可能还会学习识别不同种类的松树。儿童能够理解这些事实，基础在于大脑连接，而这些大脑连接不是随意形成的，是通过参与活动和有目的地训练实现的。请牢记这一点。

道德发展

宝宝出生时，一切都无关道德。婴儿或者学步前期儿童也不具备判断是非、善恶的能力。但是，此时父母也应该教给孩子哪些行为是社会认同的，哪些行为是不被接受的。例如，当一个孩子坐在高脚椅里故意往地板上扔食物时，他还不能理解其道德含义，父母应该教导宝宝，阻止宝宝的这种行为。

对成人来说，观念先于行为，但是对于学步前期和学步期儿童来说，正好相反：他们的行为先于观念。正因如此，父母应该从一开始就坚持正确回应孩子的行为，即使孩子要到很久之后才能理解这些要求背后的理由。婴幼儿首先学会如何做出正确的行为，然后才能形成正确的认知。6月龄宝宝尚不能做出道德判断，但此时父母可以为他未来的道德行为奠定基础。

要培养孩子的推理和理解能力，第一步是为他建立健康的学习模式和良好的行为习惯。宝宝基本生活规律的系统性，能够促进健康的学习模式和良好习惯的形成。有规律的生活能改善宝宝的大脑神经通路。如果生活环境让宝宝感到舒适，他的学习潜能就会增强，出现学习障碍的可能性就会降低。规律有序的生活有助于达到理想的结果。

按规律有序发展，才能学会自我控制。自我控制是一项基本美德，是其他美德赖以存在的基础，比如善良、温柔、言语合宜、控制负面情绪、集中注意力、专注、安静，以及学习过程中所需的其他美德。是不是感到出乎意料？这么多的学习要素居然要追溯回婴儿过渡期。

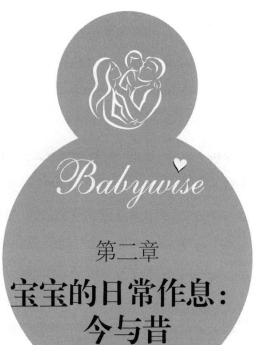

Babywise

第二章

宝宝的日常作息：
今与昔

为什么大多数人拿到一本书后会先阅读第一章，而不是后面的章节？因为第一章排在最前面。那么，作者为什么要精心排列各章顺序，让书中的一系列概念按照顺序逐次展开呢？因为这样能让读者了解每章的内容是如何融入全书的大情境中的。内容和情境相互联系，不可分割，是学习过程中不可或缺的两部分。如果读者读完本章内容后就把本书搁置案头，也能获得一定量的有用资讯，但是如果读完全书，将收获更多有价值的信息。脱离情境阅读内容，虽然能够获得正确的资讯，但是无法掌握全局。打个比方，你得到了所有的拼图块，但是如果看不到包装盒上的图片，拼图的过程将十分困难。

内容和情境是宝宝养育过程中的两个关键概念。宝宝出生后，你们所处的情境是家庭。你在产前学过的相关内容，在现在的家庭情境中被赋予意义。作为父母，现在是时候拓展你的学习内容了，因为在接下来的半年里，婴儿将出现各种快速的生长变化。

管理宝宝的日常作息

当研究人员试图找出平均值和期待值的时候，他们通常会以大样本人口为基础，根据统计数据来确定正常范围的上限和下限。他们基于数据进行预测，描述趋势。我们拥有广泛的采用父母引导式育儿法的人群，我们的平均值和期待值就是按照上述方法得出的。

如果你也采用了父母引导式育儿法，相信你已经熟悉了宝宝一日生活的三大活动——喂养、清醒和睡眠，应该也熟悉了合并的原则。举例说明，刚出生时大多数采用父母引导式育儿法的宝宝24小时内有9个"喂养—清醒—睡眠"周期。在出生后的第一年里，这9个周期逐渐合并，一次接一次，直到24小时内只剩下3个"喂养—清醒—睡眠"周期，分别对应早餐、午餐和晚餐。宝宝白天小睡次数从出生时的4~5次，逐渐减少到1岁时的2次，而喂养次数从出生时的9次减少到1岁时的3次。这些变化是怎样发生的？诱因是什么？除此之外，急切的父母可能还迫切地需要以下几个问题的答案。

宝宝在接下来6个月里将会发生哪些变化？

这些变化会在什么时候发生？

如何相应地调整宝宝的日常作息，以便促进宝宝的生长？

遗憾的是，我们不能说："你这样、这样、这样做，一切就会恰好按计划发生。"我们了解两个周期开始合并的平均时间，但具体到你的宝宝时，我们无法精确地指出确切的时间点。幸运的是，《婴幼儿睡眠书》提供的常识性指导原则同样适用于婴儿过渡期，能够帮助所有父母应对这个时期的"喂养—清醒—睡眠"周期合并。让我们来看看适用于这一时期的合并原则。

原则1：**以素质和能力为基础。**父母不能单凭主观臆断来决定何时戒掉一顿奶或调整宝宝的小睡时间。必须等到宝宝具备了适应这一调整的身体素质和实际能力之后再实施。

原则2：**周期时长不均等。**在最初的几周里，每个"喂养—清醒—睡眠"周期的时长大体相同。但是，每个周期都会渐渐地形成自己独有的特征。例如，对于4月龄宝宝来说，有的"喂养—清醒—睡眠"周期时长可能只有2.5小时，有的则可能长达3.5小时。到了6月龄，一切又发生了变化。一天中，某次清醒持续时间可能明显偏长，或者某次小睡持续时间明显偏长。有的周期时长3.5小时，有的周期时长4~4.5小时。具体时长取决于宝宝的独特需求、所处的具体时段及他的月龄。

原则3：**尊重宝宝的个性化差异。**所有宝宝都会经历同样的周期合并，但是发生的时间点可能不同。"喂养—清醒—睡眠"周期合并何时发生，取决于宝宝的内在生物时间表，而你的宝宝的生物时间表与邻居家宝宝可能有所不同。例如，科里从6周龄开始夜间能一觉连睡8小时；而住在小镇另一端的安娜表姐，10周龄时才能一觉连睡8小时。两个宝宝睡整夜觉的时间前后相差4周。但是，12周龄时，安娜晚上一觉连睡12小时，而科里1

岁前最多只能连睡10小时。虽然两个宝宝的睡眠状况不同，但都在正常范围内。他们经历了同样的两次合并（戒掉前半夜和后半夜的两顿奶），但是周期合并发生的时间是不同的，这源自他们各自的个性化睡眠需求。

原则4：首尾两次喂养时间要固定。每天的第一顿和最后一顿喂养具有战略性意义。不管放弃、改变或合并的是宝宝日常作息中的哪一项，不管间隔3小时、4小时，还是4.5小时，一天内的所有活动都要在首尾两顿固定的喂养时间点之间完成。

从原则到实践

以上原则可作为一般指南。接下来，让我们来简单回顾第一年里的7次主要"喂养—清醒—睡眠"周期合并。之后，我们将具体探讨后4次合并的具体细节。

第一次合并：3~5周龄。在这一时期，大多数采用父母引导式育儿法的宝宝把深夜的两顿奶合二为一，改为后半夜喝一次奶。这次合并把24小时内的"喂养—清醒—睡眠"周期从9个缩减到8个。

第二次合并：7~11周龄。大多数采用父母引导式育儿法的宝宝后半夜不再喝奶，开始能一觉连睡8小时。这意味着一天的周期由8个变成了7个。

第三次合并：12~15周龄。在这一时期，大多数采用父母引导式育儿法的宝宝戒掉了前半夜那顿奶，开始一觉连睡10~12小时。周期随之由7个减少到6个。

第四次合并：16～24周龄。在这一时期，大多数采用父母引导式育儿法的宝宝上午清醒时长开始延长，使得一天内的"喂养—清醒—睡眠"周期从6个变成5个。辅食添加自然会影响多个"喂养—清醒—睡眠"周期。

第五次合并：24～39周龄。下午后半段原本有第三次小睡，但这一时期采用父母引导式育儿法的宝宝开始将小睡改为30～45分钟的小盹儿。完整的小睡替换为短暂的小盹儿，此时虽没有减少"喂养—清醒—睡眠"周期，但已进入过渡期。

第六次合并：28～40周龄。在这一时期，大多数采用父母引导式育儿法的宝宝不再打小盹儿了。新的日常作息包含上午、下午各一次小睡，再加上一日三顿正餐和一次睡前奶。

第七次合并：46～52周龄。这时采用父母引导式育儿法的宝宝已经过渡到一日三餐，母乳喂养的宝宝睡前可能会吃一次母乳，也可能不吃。这一基本规律可能持续到18月龄。到时，宝宝会减掉上午的小睡。

后4次婴儿期合并

上面的概述性回顾可以作为一般指南。现在，我们来详细说明后4次合并。请记住一点，虽然所有宝宝都有类似的营养需求和睡眠需求，但是在不同的"喂养—清醒—睡眠"周期里，需求出现及持续的时间可能不同。之所以存在这些差异，是因为有的宝宝上午可以耐受3.5小时的"喂养—清醒—睡眠"周期，有的宝宝只能耐受3小时。不管不同宝宝之间每个周期的时长差异如何，也不管不同周期的时长存在怎样的差异，一日内的所有周期都要落在第一顿和最后一顿喂养之间。

第四次合并：16~24周龄。大多数4月龄宝宝24小时内仍然有6次喂养。在16~24周龄之间的某个时候，宝宝的日间需求开始发生变化，第四次合并随之到来。这时，每天的喂养次数将会从6次减少到5次。这次合并会使大多数宝宝上午时段的清醒时长开始延长。

为推动这次合并的顺利进行，父母必须首先确定两顿固定喂养（即早上第一顿和晚上最后一顿）的时间点，然后根据宝宝的反应来相应地调整另外三个"喂养—清醒—睡眠"周期的时间安排。这意味着，早餐和午餐之间只剩下一个"喂养—清醒—睡眠"周期了（但是午餐时间通常会提前半小时或更久）。如果这时宝宝开始添加辅食，情况会更加复杂。辅食将会影响每个"喂养—清醒—睡眠"周期的时长，并最终触发第五次合并。

下面时间表样例中给出了具体时间点，这只是为了举例方便。我们把第一顿喂养放在早上7：00，但你的宝宝的一天可能开始于6：00或8：00，也可能是两者之间的任意时间点。你可以调整具体时间点，以适应你家宝宝的个性化需求。

时间表样例：第四次合并后

16～24周龄的日常作息表

早上	7:00 ＿＿＿＿＿＿ ＿＿＿＿＿＿	1. 喂养 2. 清醒时间 3. 小睡
上午	＿＿＿＿＿＿ ＿＿＿＿＿＿ ＿＿＿＿＿＿	1. 喂养 2. 清醒时间 3. 小睡
中午	＿＿＿＿＿＿ ＿＿＿＿＿＿ ＿＿＿＿＿＿	1. 喂养 2. 清醒时间 3. 小睡
下午前半段	＿＿＿＿＿＿ ＿＿＿＿＿＿ ＿＿＿＿＿＿	1. 喂养 2. 清醒时间 3. 小睡
下午后半段	＿＿＿＿＿＿ ＿＿＿＿＿＿ ＿＿＿＿＿＿	1. 喂养、换尿布 2. 清醒时间* 3. 小睡
晚上	＿＿＿＿＿＿ 8:00—8:30	1. 晚上的清醒时间 2. 液体喂养、开始夜间睡眠**

注：*下午后半段那次清醒时间一直延长到晚上，最后结束于睡前奶。在这个"喂养—清醒—睡眠"周期里，两次喂养之间没有完整的小睡时间，但有时候宝宝可能会睡上30～40分钟，具体取决于下午后半段那个周期是什么时候开始的。我们把这次短睡眠称为"小盹儿"。

**母乳喂养的妈妈可能会在晚上11:00哺乳一次，我们称之为"梦之哺乳"。

妈妈们通常会问，前半夜奶和"梦之哺乳"两次喂养的时间差不多，二者有区别吗？答案是："有区别！"喂前半夜那顿奶是为了给宝宝提供必需的营养，那是0～3月龄宝宝日常作息表中不可或缺的一个组成部分。"梦之哺乳"出现的周龄较晚。之所以要提供"梦之哺乳"，不是因为宝宝需要这次营养供给，而是为了帮助母乳喂养的妈妈维持泌乳量。不是所有妈妈都需要这次"梦之哺乳"，但是妈妈的年龄越接近35岁，"梦之哺乳"就越有必要。

第五次合并：24～39周龄。5～7月龄期间将会出现一次"喂养—清醒—睡眠"周期的半过渡。这个时期开始添加辅食，同时出现小盹儿。如前所述，小盹儿是过渡性的，虽然持续时间短，但仍然是必要的。傍晚前，宝宝不再需要完整的小睡，但是完全不睡也不行，于是他会短暂地打个小盹儿，时间通常在下午比较晚的时候，往往接近晚餐时间。

采用父母引导式育儿法的宝宝何时放弃一天中的第三次完整小睡，改为短暂地打个盹儿？答案是24～29周龄之间的任何时候。这个时间跨度很大，反映了不同宝宝之间的差异。但是，只要在这个范围内，都属于可预知的正常范围。每个宝宝都是独一无二的，具有自己的个性化特征和需求。有的宝宝1个月过渡，不再需要下午这次完整的小睡，而是短暂地打个小盹儿；有的宝宝好像卡在了第四次合并，到7个月时白天仍然有3次小睡。一旦宝宝放弃第三次完整小睡后，"喂养—清醒—睡眠"周期时长将会变为3.5～4小时不等，有的宝宝甚至可能长达4.5小时，具体取决于周期所在时段以及宝宝的个性化需求。

时间表样例：第五次合并后

24～39周龄的日常作息表（打小盹儿）

早上	7:00 _____	1. 喂养 2. 清醒时间 3. 小睡
上午后半段	_____	1. 喂养 2. 清醒时间 3. 小睡
下午中间时段	_____ _____	1. 喂养 2. 清醒时间 3. 小盹儿*
下午后半段/晚餐时间	_____	1. 喂养 2. 清醒时间
晚上	_____ 8:00—8:30	1. 傍晚清醒时间 2. 液体喂养、开始夜间睡眠

注：*小盹儿通常发生在晚餐时间，即下午5:00—6:00。

第六次合并：28～40周龄。在这个时期，大多数采用父母引导式育儿法的宝宝下午不再打盹儿，每天的"喂养—清醒—睡眠"周期从5个变成4个，分别对应早餐、午餐、晚餐和睡前奶。请再次注意第五次合并和第六次合并的时间跨度。前面我们提到过科里和安娜的夜间睡眠趋势。科里在29周龄放弃下午的小盹儿，顺利向第七次合并进发。而安娜表姐39周龄前每天下午都要打个小盹儿。这再一次说明两个宝宝存在个性化睡眠需求，合并发生时间不同是需求差异的体现。他们放弃这次小盹儿的时间点都在正常范围内，合并后的新时间表如下。

时间表样例：第六次合并后

28～40周龄日常作息表（不打小盹儿）

早上	7:00—8:00 _____ _____	1. 喂养 2. 清醒时间 3. 小睡
中午	_____ _____ _____	1. 喂养 2. 清醒时间 3. 小睡
下午后半段	_____ _____ _____ _____	1. 喂养* 2. 清醒时间 3. 和家人一起吃晚餐** 4. 傍晚清醒时间
晚上	8:00	液体喂养、开始夜间睡眠***

注：*在这次喂养中，宝宝吃的是婴儿米粉、蔬菜泥和（或）水果泥。

**宝宝加入家庭晚餐，吃清淡的手指食物。（这一餐更像加餐，而不是宝宝的正餐。）

***在这次调整的开始阶段，由于宝宝白天只睡了2次，晚上有时需要提早让宝宝上床。

第七次合并：46～52周龄。在这次合并中，唯一的调整是宝宝不再需要睡前的液体喂养。你可以给他一杯配方奶、母乳或水，但是已经没有必要给他一整瓶奶了。恭喜你！从最初几周的每天9个"喂养—清醒—睡眠"周期，一直到现在，你已经走完了漫长的路程。

时间表样例：第七次合并后

46～52周龄的日常作息表

早上	7:00	1. 喂养
	————	2. 清醒时间
	————	3. 小睡
中午	————	1. 喂养
	————	2. 清醒时间
	————	3. 小睡
下午后半段	4:00—4:30	1. 小睡后的加餐
	————	2. 清醒时间
	————	3. 和家人一起吃晚餐
		4. 傍晚清醒时间
晚上	8:00	开始夜间睡眠

◎ 小 结

最后一次合并后的时间表，将会一直陪伴宝宝到18月龄。采用父母引导式育儿法的宝宝上午开始不再小睡的时间不尽相同，早则从15月龄开始，晚则从24月龄才开始。宝宝会通过自己的表现来告诉你，对他而言最适宜的时间是什么时候。

现在，父母已经是管理宝宝日常作息的高手了，能够根据宝宝不断发展变化的需求时间表，持续满足宝宝的所有需求，而宝宝也会及时给予父母积极的反馈。成功的秘诀依然是"父母引导"。

作为父母，你需要决定怎样做对你的宝宝最好，应该何时做出适宜的调整。做决定时，不能基于他人的经验，而应该基于你的宝宝的独特需求。

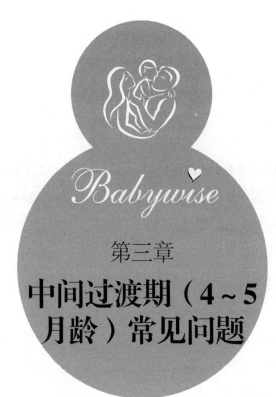

Babywise

第三章

中间过渡期（4~5月龄）常见问题

有时候，如果不先后退几步，就很难继续前进。从出生到半岁之间，宝宝存在一个转换期，期间发生的微妙的生长变化将会影响一天中的各个"喂养—清醒—睡眠"周期。这些微小却意义重大的变化，往往会引发一系列问题。这些问题是4~5月龄这个中间过渡期所特有的。虽然每个宝宝遇到的问题都是独特的，但这些问题也存在可预知的规律性。

我们相信，以下互动问答能够给父母提供实用的信息，使父母得到帮助，及时纠正养育宝宝过程中的一些不良行为。下面的问题是从采用父母引导式育儿法的父母的提问中精选出来的，代表了他们对于中间过渡期出现的常见状况的困惑。

问题1：我发现，有些周期的喂养时间比其他周期要早。对于4月龄宝宝而言，喂养规律可以有多大的灵活性？有的周期是3小时，有的周期是4小时，这样可以吗？是否应该想办法让每个周期都同样长？

解答：不管你的宝宝几个月大，基本日常作息中的各个周期时长都会不尽相同，这使父母在喂养宝宝时有了很大的灵活性。宝宝月龄越大，这一点就越明显。在婴儿早期，每个"喂养—清醒—睡眠"周期时长基本一致。随着宝宝一天天长大，每个周期开始具备各自独有的特征。例如，对于4月龄宝宝来说，有的"喂养—清醒—睡眠"周期可能只持续2.5小时，有的则长达3.5小时。到了6月龄，一切又发生了变化，有的宝宝在某个周期里的清醒时长有所延长，或者在某个周期里的睡眠时长有所缩短。于是，他的一个周期持续3.5小时，而另一个周期持续4小时（甚至可能是4.5小时）。差异大小取决于宝宝的月龄、具体时段和独特需求。灵活性较小的是每天的第一顿和最后一顿喂养，这两个时间点应该始终保持一致。

问题2：我儿子3个月大时，为了帮他戒掉前半夜那顿奶，我们采取了逆向调整的方法，把喂奶时间从晚上11:00逐次提前到晚上10:30和10:15，结果现在我儿子早上5:00就会醒来。他早上的常规喂养时间是7:00左右。我们应该把前半夜那顿奶调回晚上11:00，还是应该调整早上的时间安排？

解答：当夜间连睡时间从8小时延长到9小时或10小时，早上宝宝醒来时还不到第一顿奶的常规喂养时间，这是常见现象。妈妈能做什么呢？或者说妈妈应该做什么呢？要应对这类早醒挑战，你有三个可行方案可以选择。第一个方案是宝宝醒来10～15分钟后再去看他，以确定他是不是真的想起床了，他有可能正处于浅睡眠与深睡眠之间的过渡期。第二个方案是早上5:00给宝宝喂奶（妈妈们最常采用的方案），喂完再把宝宝放回床上，让他再睡一会儿。等到宝宝再次醒来时，才开始新一天的生活程序。例如，宝宝8:00再次醒来，那么8:00就是新的第一顿喂养时间，然后依次调整一天中其他活动的时间。第三个方案是早上5:00喂一次，并把这次喂奶作为当天的第一顿喂养，然后从这个时间点开始，依次调整宝宝的日常作息表，当然，还需要调整妈妈的时间表。

问题3：我的目标是坚持母乳喂养一年时间。如果我的宝宝夜间一觉睡12小时，我该怎样维持泌乳量呢？

解答：当宝宝夜间连睡时间延长至10小时以上，可能会导致妈妈24小时内哺乳时间不足，无法为乳房提供足够的泌乳刺激。因此，妈妈必须注意维持自己的泌乳量。推荐妈妈保留前半夜10:00或11:00的"梦之哺乳"。有的妈妈反映，在"梦之哺乳"中，宝宝虽然闭着眼睛吸吮，并没有醒，但是仍然吃得很好。

问题4：最近我的宝宝白天睡到一半就醒，我知道他并没有睡够。这是怎么回事呢？面对这种情况我该怎么做？

解答：《婴幼儿睡眠书》第六章列出了宝宝间歇性或持续早醒的各种原因。可能的原因有很多，其中发生率最高的两个原因与清醒时长有关。有些周期的清醒时长太短，有些周期的清醒时长太长或是刺激过度。例如，宝宝对原有的清醒时长可能适应得非常好。随着宝宝逐渐长大，因为妈妈喜欢宝宝采用原有时间表时的状态，便没有对宝宝的时间表进行相应调整，延长宝宝的清醒时长。然而，成长意味着睡眠时间减少。通常，要改变宝宝白天的小睡时间，从而调整他的清醒时长。上述案例中，宝宝早醒最可能的原因是他不困，解决方法也很简单——延长清醒时长。

此外，清醒时长足够，但是活动内容太过刺激，或是活动内容适宜，但是清醒时长过长，这也是一个可能的原因。过度疲惫和过度刺激都会导致宝宝过度警觉，表现为通过早醒和哭闹来拒绝睡眠。

此时需要评估妈妈一日的所有活动。你是不是太忙了？家里是不是访客太多，每个人都忍不住要抱抱宝宝，和他玩耍，逗他开心？你是不是带着宝宝外出的时间过长？长时间外出可能会造成过度刺激，尤其是带宝宝开车出行。路途上的奔波，新景象和新声音的刺激，以及生活程序的不可预知性，都不利于宝宝的良好睡眠。

有时，宝宝坐在汽车安全座椅里很容易打盹儿，但打盹儿不能代替躺在小床上好好睡一觉，特别是在宝宝满1岁前。

问题5：我们去亲属家做客，时间是2周，期间亲属总是抱着、哄着我女儿。回家后，女儿的一切作息都乱了。有什么好办法能帮助她快速恢复之前的作息规律？

解答：不管是周末旅行还是短期度假，一家人回家后，都需要做出一些调整。一般来说，宝宝回归原本的正常规律所需的时间，是旅行时间的40%。如果你们离家2周，那么让一切回到常规状态需要3~5天。如果你们离家4周，宝宝可能需要10天才能回归常规状态。父母要帮宝宝尽早恢复常规状态，因为常规状态能给宝宝提供熟悉感。自己的房间，自己的高脚椅，熟悉的玩具和自家客厅里的声响，这些都是宝宝常规生活的组成部分。

问题6：我的宝宝4个月大了，现在开始添加婴儿米粉会不会太早？

解答：每个宝宝可以开始添加辅食的时间都不尽相同。有的宝宝4个月时就表现出相关迹象，有的6个月时才有所表现。一般来说，宝宝在4~6月龄就可以开始吃辅食，但也有研究显示，推迟到5~6月龄再开始添加辅食，或许可以降低食物过敏的可能性。请注意，这并不表示4月龄时添加辅食会造成食物过敏，而是说有的宝宝消化辅食的能力还不成熟，可能会出现食物过敏现象。

美国儿科学会（American Academy of Pediatrics，AAP）建议等到宝宝满6月龄时再开始添加辅食。但是大多数老人会说，如果宝宝已经显现出准备好吃辅食的所有迹象，4~6月龄之间的任何时候都可以开始添加辅食。宝宝的儿科医生或家庭保健医生会根据宝宝的独特营养需求，为你提供相应的指导。（下一章将会详述哪些"迹象"表明你的宝宝已经准备好吃辅食了。）

问题7：我家宝宝4个月大，作息规律很好。遗憾的是，我不得不重返职场。做妈妈后，我需要在职场人士与妻子、母亲的身份之间寻找平衡。我可能会遇到哪些挑战？

解答：在为人母的旅程中，出于经济需求或是职业追求，有的妈妈可能需要外出工作。对于这些妈妈来说，不管工作是全职还是兼职，养育宝宝的负担都会翻倍。妈妈必须努力在职业、婚姻和宝宝养育之间找到平衡，这会加重妈妈的精神压力和身体疲惫感。重返职场可能会给你带来挑战，如果这正是你目前的处境，你需要知道的是，有一些办法能帮助你缓解压力，减少疲惫感。

（1）新妈妈重返职场绝非易事。新妈妈会感受到一定的精神压力，具体表现为自我怀疑、内疚或是对自身女性角色的质疑。她可能会产生怀疑：作为妻子，"我是不是忽略了我的丈夫"；作为妈妈，"我是不是遗弃了我的宝宝"；作为女人，"我是不是忽略了我的家庭"。产生类似的忧虑是正常的。但是，自我怀疑、恐惧和忧虑不是妈妈的专利，她的丈夫也会面临同样的挑战。比如，他可能觉得自己赚钱不够多，不能很好地为妻子遮风挡雨。虽然爸爸和妈妈的具体忧虑各有不同，但这些都是正常感受，双方应该开诚布公地沟通。

（2）在寻找个人或机构提供的日托服务时，你要弄清楚那里常规的一日生活是怎样的。他们按照怎样的规律安排宝宝的一日生活？宝宝和工作人员的比例是多少？采用父母引导式育儿法的宝宝生活规律的关键在于"喂养—清醒—睡眠"周期。日托中心的生活规律与宝宝的一日规律相似度有多大？你可能会发现，日托中心的生活程序与你家的相差不多。

（3）父母的共同引导是育儿过程的一部分，爸爸也包括在内。爸爸应该是妈妈的合作伙伴，自愿参与育儿，积极参与家庭日常生活；爸爸可以洗衣服，还可以负责厨房家务活儿，比如做饭或是饭后洗碗。简单来说，他要竭尽所能帮助妈妈减轻压力。有时，点外卖也许会更轻松些，也会比匆忙之间凑合做出来的饭菜更可口。

（4）你需要接受的事实是，如果你和你的丈夫都外出工作，这意味着你们需要牺牲朋友聚会或从事个人爱好的部分时间。你的家里可能做不到一尘不染，你的宝宝在发育指标方面的表现可能也不及全职妈妈的宝宝那样完美，但是，只要爸爸妈妈相互扶持，抓住基本的养育优先事项，最终也能养育好你的宝宝。

（5）重新给晚上的各项家务排序，早点上床休息。有些事可以放到白天的某个时段去做。比如，你可以利用午休时间出门办事、办理各项缴费、回电话，或是发送私人邮件。

（6）关注自己的健康。饮食不当或是摄入水分不足，也会加重疲惫感。有些药物可能抑制睡眠，从而加重疲惫感，比如抗组胺药、止痛药以及任何类型的兴奋剂。如果妈妈需要服药，要特别留意每种非处方药物的使用说明和安全提醒。

致单亲妈妈

职场单亲妈妈肩上的育儿压力更大，不过，上面的原则同样适用。单亲妈妈独自一人养育宝宝和经营家庭，应该让别人知道你需要帮助，你可以向当地社区的服务中心寻求帮助。当地学校或青年团体可能有青少年志愿者，他们能帮助单亲妈妈整理草坪或是做家务。经验告诉我们，虽然这些建议看起来都解决不了大问题，但是组合在一起，就能大大缓解职场妈妈承受的压力。

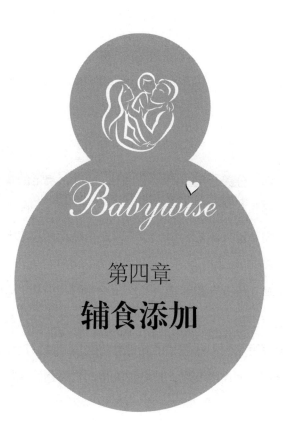

Babywise

第四章

辅食添加

父母都十分关心宝宝的营养健康，的确，宝宝的营养健康十分重要。婴儿有其特殊的能量需求，4~6月龄时，随着需求复杂化，宝宝需要额外添加食物。这个时期正是大多数宝宝开始吃辅食的时候。

讨论婴儿饮食，需要重点关注两个方面：一是宝宝吃的是什么；二是宝宝摄入了多少能量。本章将从整体介绍这两个方面。首先介绍宝宝饮食中应包括的几种食物类型；然后向读者说明，怎样根据宝宝的需求变化，把各种类型的食物逐渐添加到宝宝的饮食中去。

婴儿辅食的五种类型

如今的妈妈们在给宝宝添加辅食时若只有基本的婴儿米粉、蔬菜和水果可选，那就容易多了。但实际情况是，婴儿食品制造商提供了各种各样的食物组合，花样翻新，层出不穷。

在超市货架上，你可以看到含谷物的水果泥、含蔬菜的婴儿米粉，还能找到水果蔬菜混合泥等。用蔬菜的种类乘以水果的种类，算算得到的乘积是多少，就能明白为什么婴儿辅食能占据超市里的半个通道了。当然，宝宝不需要把每种食物都吃到，但是他的确需要吃各种类型的食物，以保证基本的营养供应。

妈妈很快就会了解到，最初宝宝对食物类型或口味并没有特别的期待，他吃到的食物决定了他的口味偏好。因此，我们推荐每种食物类型都适当添加，直到添加完全部类型为止。之后，你就可以大胆地探索各种谷物、水果组合，或水果、蔬菜组合了。

宝宝饮食中的5种食物类型包括婴儿米粉、蔬菜、水果、肉类和果汁。婴儿米粉、蔬菜和水果通常在6~8月龄开始添加，肉类可以推迟到10月龄或再晚一些添加。果汁营养价值有限，可以等到宝宝满1岁后再添加。

婴儿米粉（谷物）。婴儿米粉有3种：大米米粉、燕麦米粉和大麦米粉。儿科医生通常建议从大米米粉开始添加，因为它导致宝宝出现过敏反应的风险最小。成功添加了大米米粉后，就可以考虑添加另外两种了。

蔬菜。添加完婴儿米粉后，第二种食物类型是蔬菜。蔬菜应该按照颜色分类来添加。最常见的是黄色蔬菜和绿色蔬菜。大多数妈妈从黄色蔬菜开始添加，比如南瓜、红薯和胡萝卜；然后是绿色蔬菜，包括豌豆和四季豆。（本章后面将会阐述按照颜色分类来添加蔬菜的原因，以及合适的添加时机。）

水果。成功添加了黄色蔬菜和绿色蔬菜后，就该添加水果了。虽然水果是宝宝饮食的重要营养组成部分，但是它的重要性低于婴儿米粉和蔬菜。可以等到宝宝满7~8月龄后再开始给宝宝添加水果。

肉类。 肉类富含蛋白质，包括鸡肉、火鸡肉、牛肉和猪肉。因为婴儿通常能通过母乳或配方奶获得大量蛋白质，肉类的添加可以推迟到10月龄或更晚。

果汁。 添加了肉类后，轮到"欢乐食物"果汁了。由于果汁能提供的营养价值，宝宝从水果中都能够获得，所以，果汁可以推迟到宝宝满1岁后再添加。

开始使用学饮杯

虽然可以晚些时候再给宝宝喝果汁，但是不建议推迟使用学饮杯的时间。美国儿科学会建议，宝宝应在满1岁前完全过渡到使用学饮杯。这不是说宝宝应在满1岁前有能力使用杯子，而是说父母此时应该主动训练宝宝使用杯子。

学饮杯有不同的颜色、形状、大小和款式。既然是给宝宝用，学饮杯应该便于宝宝抓握，且具有防漏和防洒功能。选择带吸管的学饮杯对宝宝和妈妈来说都有好处。使用常规学饮杯需要三步——倾斜、啜饮和吞咽，而带吸管的学饮杯只需要两步：啜饮和吞咽。

带吸管的学饮杯还具有"万能"优势。如果你们去餐馆就餐、去朋友家拜访，或是长时间在旅途中，只需要把带吸管的学饮杯递给宝宝，剩下的时间就可以交给宝宝自己。但是，如果宝宝只习惯用普通学饮杯（不带吸管），妈妈可能会发现，宝宝将更多的时间用于倾斜杯子和洒水，而不是喝水和吞咽。

最好让宝宝从6月龄开始使用学饮杯，这样你就不必提前准备任何东西。将杯子装满水，出门时带上，或是等到宝宝下午小睡醒来后递给他喝，就可以了。对于母乳喂养的妈妈而言，从长远来看，如果早早开始训练宝宝使用杯子，那么等到宝宝满1岁断奶时，就可以直接改用杯子，而不需要给宝宝时间让他熟悉陌生的奶瓶。（本书第二部分将会讲述断奶过程。）

上面是对辅食添加顺序的基本介绍，下面的内容将阐述添加每种食物类型的具体步骤。这里要提醒的是，添加辅食不是妈妈一个人的事，爸爸也有很大的参与空间和参与必要。

写给爸爸

宝宝出生后，没有哪位爸爸能够享受只承担一份工作的舒适。离开办公室后，爸爸才回归到人生最重要的岗位：丈夫和父亲。每位爸爸都知道，在办公室忙过一天后，走进家门才发现家里更需要他。

有人可能会说，帮忙带孩子、做家务是父亲的义务或职责，但是我们从来不这样看。爸爸不只是帮把手，用餐时顺便和宝宝互动，其实他也是在享受简单、纯粹而又美好的生活乐趣。享受天伦之乐，这不是一种义务，而是一种生活方式，它产生的影响会延伸到社会中。甚至连喂宝宝吃辅食这个简单的举动，也在为爸爸带来乐趣和满足的同时，更有助于他在社会上获得更多认同。

把家庭放在第一位的男人，会感受到社会对他的尊重和欣赏。他得到的这种认同是他以家庭为重的收获。作为丈夫关怀和疼爱妻子，作为父亲经常和孩子在一起，这样的男人才能在社会中收获同伴对他的信任，这定义了他在社会中的形象。这些普通家庭时光给他带来的收获，远远超过任何日常工作所能给他的回报。

循序渐进地添加辅食

乍看起来，给婴儿添加辅食似乎很简单：一把小勺、一份泥糊食物，还有一个饥饿的宝宝。然而正如前文提过的那样，喂养不仅仅是把宝宝的小肚子填满，实际过程比想象的复杂得多。宝宝在这个过程中开始抵抗和挑战父母慈爱而温柔的"领导"，因为宝宝的食谱变了。在出生后最初的5~6个月里，大多数宝宝只有一道"菜"可选，那就是奶液！然而，添加辅食时，宝宝不仅接触到了新的食物，而且开始有了选择。在这个充满各种选择的世界里，宝宝逐渐发展出喜欢和厌恶的情绪，开始有了自己的偏好，并展露出不断增强的个人意志力。就今天吃什么、不吃什么这件事，他开始有了自己的想法，并与父母对抗。

当宝宝在生活中学会选择，父母的生活中相应地出现了一个全新的宝宝训练领域。举例说明，当宝宝表现出偏爱这种食物而拒绝另一种时，或是突然间毫无缘由地决定不再喜欢某种食物的味道，你该怎么办？你应该做些什么？应该让他的小手放在哪里？可以让他自由地探索食物，甚至把食物抹到头发上吗？如果他发现把食物丢到地上狗就会有所行动，并因此觉得非常有趣，怎么办？应该如何回应？父母会遭遇各种各样的挑战，以上只是其中几个，必须做出决定如何应对这些难题。

辅食添加常识

有人可能会认为，进食和呼吸一样，是自然而然的事，但事实并非如此。对宝宝来说吃辅食需要新的技能和相当复杂的适应过程。例如，宝宝以前从未体验过勺子反复进出自己嘴巴的过程，更不用说是盛有食物的勺子，他需要一段时间来习惯这种新行为及其带来的新感受。开始的时候，当你把食物送进宝宝嘴里，他可能会用舌头把食物推出一点儿来。这种可预知的反应叫作吐舌，出现这种反应不是因为宝宝不喜欢这种食物，而是他还不知道该拿这些辅食怎么办。他以前从未吞咽过辅食，吞咽辅食跟吞咽奶液是不同的。当你认识到辅食的味道和质地与母乳或配方奶存在差别，你就能理解为什么刚开始时宝宝会拒绝送到他嘴里的新食物。这种状况不会持续很久，因为，适应生长的必然变化是宝宝与生俱来的能力。

准备好吃辅食的迹象

添加辅食要等到宝宝能抬起头部并且挺起上身坐好（在有

支撑的情况下）之后。一般来说，在此阶段，宝宝趴卧在小毯子上时通常能够高高地抬起头部，并保持一段时间。在宝宝很好地掌握这些技能前，他应该通过母乳或配方奶获得每日所需的全部营养。

宝宝准备好添加辅食的标志还有：体重达到出生体重的2倍（或者体重接近7千克）；每日摄入960克配方奶，或是24小时内接受6次饱足喂养，仍然存在饥饿表现。其他表现还包括5~6月龄之间夜里出现异常惊醒，或白天小睡时提前醒来。这些都可能说明，需要增加宝宝白天的营养摄入量。

婴儿食品的五个阶段

由于宝宝对能量的需求随着生长而变化，婴儿食品制造商将成品辅食分为几个阶段，每个阶段代表一个新的变化水平，食品的质地、营养含量和每餐喂养量都会有所不同。这些变化也反映在婴儿食品的包装尺寸上。超市里出售的辅食，包装罐体或其他容器有3个不同尺寸（小包装是1阶段，中包装是2阶段，大包装是3阶段）。婴儿辅食的5个阶段简述如下。

1阶段（4~6月龄）：单一谷物婴儿米粉和单一成分婴儿辅食。

2阶段（6~7月龄）：单一成分辅食，或是蔬菜和水果混合泥，以改善口味并增加食物多样性。

3阶段（7~12月龄）：食物质地升级，比泥糊食物略粗糙，包装容器尺寸更大，以满足宝宝增长的食欲。［在这一阶段，美

国儿科学会推荐宝宝每日摄入能量750~900千卡（1千卡≈4.18千焦），其中400~500千卡应来自母乳或配方奶。］

4阶段（12~15月龄）：常规家庭餐，同时补充一些辅食。

5阶段（15月龄以上）：常规家庭餐，不需要额外补充辅食。

排查过敏反应

在4~7月龄，宝宝的肠道黏膜会经历一个被称作"肠封闭（gut closure）"的生长过程。从这时起，肠道黏膜屏障能力增强，可以筛选哪些物质能通过、哪些不能。母乳喂养宝宝的"肠封闭"时间往往早于配方奶喂养宝宝。这一事实也许可以解释，为什么与配方奶喂养的宝宝相比，母乳喂养宝宝对于辅食添加的耐受能力更强，不容易出现过敏反应。

添加辅食的一个基本原则是一次只加一种食物，隔3~5天再添加另一种，目的是观察宝宝是否出现过敏反应。这样逐样添加新食物，有利于你观察宝宝的反应，以便及时做出调整。例如，你可能发现你的宝宝吃黄南瓜没有问题，但是吃豌豆会发生过敏反应。胃肠不适、腹泻、皮疹，都是食物过敏的常见症状。过敏症状可能影响宝宝白天的小睡和夜间睡眠。呕吐症状虽然少见，但它是更加严重的过敏反应指征。千万不要同时添加多种新食物，如果你这样做，万一出现过敏反应，你就无法确定到底是哪种食物惹的祸。

初次添加婴儿米粉，最好选择早餐时间。万一出现肠道反应，父母可以及时发现，而且夜间入睡前致敏食物通常已经排出体外。如果在午餐或晚餐时添加新食物，一旦出现过敏反应，可能到半夜才出现症状，加上夜间睡眠紊乱的原因复杂，就可能会影响父母的判断。

另外，开始添加辅食前，应先询问直系和旁系亲属，了解家族中是否有食物过敏史。了解过敏在你们的家族中是否世代相传很有好处：如果存在家族过敏史，你的宝宝遭受食物过敏困扰的可能性就会升高，因为有了心理准备，过敏反应真的发生时，你就不会手足无措。

准备工作

添加辅食并不意味着要停止奶液喂养，因为母乳或配方奶仍然是宝宝所需能量的首要来源。但是，此时宝宝已经到达一个新的增长点，宝宝身体对微量元素的需求量进一步增加，不管是辅食还是奶液，都无法单独满足宝宝的营养需求，因此两者都需要。

例如，宝宝体格生长和大脑发育都离不开铁元素和锌元素，婴儿米粉不仅含有铁和锌，还含有维生素C和维生素D。宝宝需要维生素C，它能增强免疫系统功能，促进铁的吸收；宝宝也需要维生素D，它有助于强健骨骼和牙齿。虽然母乳是婴儿最初的完美食物，但是母乳喂养的妈妈也应该服用维生素D补充剂，特别是宝宝5月龄后继续母乳喂养的妈妈。母乳喂养的妈妈继续服用孕期多维片亦有助于满足宝宝对维生素D的需求。配方奶喂养的宝宝可以从配方奶中获取每日所需维生素D。

　　另外，需要提醒新妈妈的是，在添加辅食的过程中要保持耐心。学习从勺子里吃辅食并吞咽下去，这对宝宝来说是一项新技能。刚开始喂辅食时，场面可能会一片混乱，但宝宝通常会在1～3天后适应。如果宝宝很快就没有兴趣继续吃了，而你觉得他还没吃饱，也不要过于担心。在接下来的几个月里你会发现，宝宝和你一样，不是每餐都有同等程度的饥饿感。宝宝吃饱了的迹象包括转头躲避勺子、把食物从嘴里推出来，或是开始哭闹。你可以在宝宝吃过辅食后再补充一点母乳或配方奶，让宝宝吃饱，也可以让宝宝直接进入清醒时间的活动。

添加婴儿米粉

　　第一个辅食喂养工具是勺子。勺头是金属的还是橡胶的都没有关系，因为你的宝宝根本不知道区别在哪里。他从来没有对比过勺头，没有机会形成自己的见解。也有人说，配方奶喂养的宝宝更喜欢塑料勺头，因为他们习惯了奶瓶上的乳胶或橡胶奶嘴。我们不知道这是不是实情，但不论妈妈选择哪一种勺子，宝宝都能够适应。相信每位妈妈都会发现，宝宝更感兴趣的是勺子上的食物，而不是勺子本身。

　　前面我们讲过，宝宝饮食中不可或缺的婴儿米粉有3种类型：大米米粉、燕麦米粉和大麦米粉。大米米粉最常见，因为它引发过敏反应的可能性最小。大米米粉的缺点是可能引发便秘问题。你需要留心观察，如果宝宝经常便秘，应该向儿科医生咨询。如果儿科医生认为大米米粉对你的宝宝来说不是最好的选择，燕麦米粉和大麦米粉是很好的替代品。

我们鼓励妈妈在几个月内逐一添加这3种米粉，但要避免一开始就添加小麦米粉，因为小麦是常见的过敏原。最新研究建议，最早可以在9月龄时开始添加小麦米粉，但我们建议等到宝宝满1岁后再添加。小麦米粉能够提供的所有营养，上面介绍的3种婴儿米粉都能提供。

怎样添加婴儿米粉

现在要开始添加婴儿米粉的尝试。

第1天：取1勺大米米粉，兑4勺母乳、配方奶或水。冲调后的米糊质地应该类似麦乳早餐麦片，既不能像干面糊那么稠，也不能稀到倾斜勺子就流下来。今后你会按比例增加大米米粉量和液体量，但是冲调后的米糊质地应该保持不变。初次添加大米米粉最好选在早餐时间。

第2天：取2勺大米米粉，兑适量液体，在早餐时间喂给宝宝。

第3~4天：第3天大米米粉量增加到3勺，第4天增加到4勺。冲调时分次加入液体，这样冲调出来的米糊质地更加均匀。这两天午餐时间或晚餐时间也可以给宝宝喂辅食。

第5天：如果第4天结束时仍然没有发现过敏反应，第5天开始一天给宝宝喂3次米糊，每次喂养量是1/4杯左右。

第1周过后，开始在常规喂养时间给宝宝喂辅食。举例说明，如果之前母乳或配方奶喂养规律是早上7:00（早餐）、上午11:00（午餐）、下午3:00（晚餐）和晚上7:00，那么至少要在三顿正餐时间喂辅食。渐渐地，宝宝的喂养时间将与家庭就餐时间一致。由于婴儿米粉是铁元素的优质来源，在宝宝满1岁前，每天至少要喂1次婴儿米粉。

母乳加辅食喂养

母乳喂养的妈妈必须考虑维持泌乳量的问题，每天坚持至少哺乳5次，其中3次需要同时补充辅食，即早餐、午餐和晚餐。纯母乳喂养时间是宝宝下午小睡醒来后和夜间入睡前。

在母乳加辅食组合喂养的过程中，有一点需要提醒：不要先喂辅食后再尝试哺乳。当宝宝吃辅食越来越熟练，他对吸吮乳汁的兴趣会减少。一旦刺激减少，妈妈的泌乳能力会急剧下降。正确的做法是，先完成两侧乳房哺乳，然后再喂辅食。

如果是配方奶喂养，先喂60毫升配方奶，然后再喂辅食，最后再补足余下的配方奶量。一旦开始添加辅食，宝宝每日摄入的奶量会从900毫升逐渐下降到680毫升。等到辅食添加完全到位后，除了多样化的辅食，宝宝每天应该至少喝600毫升配方奶。这一奶量应一直保持到宝宝满1岁。在宝宝满1岁前，儿科医生一般不建议用牛奶代替配方奶。

注意避免以下喂养模式：先喂辅食，2小时后哺乳，再过2小时后又喂辅食。这样做会让宝宝在无意中养成零碎进食的习惯，打乱他白天及夜间健康、稳固的睡眠模式。

添加蔬菜泥

当你的宝宝可以每天固定吃3份米糊时，就开始添加蔬菜泥吧。添加蔬菜泥时从黄色蔬菜（南瓜或胡萝卜）开始，喂养时间选在当天的早餐时间。观察3～4天，看宝宝是否出现过敏反应。之后再添加绿色蔬菜（豌豆或四季豆）。渐渐地，可以把你家常吃的蔬菜都囊括进来，作为菜泥的备选原料。

每餐喂多少

养成阅读食品标签的好习惯。在婴儿辅食的罐体和米粉盒上，你会看到配料表、每餐推荐量和贮藏方法。1阶段罐装婴儿辅食每罐净含量是75克，2阶段每罐净含量是85克。添加新的食物类型时（蔬菜、水果或肉类），一开始每餐喂养量限制在半罐或更少，持续几天，观察宝宝是否有过度烦躁、皮疹、流鼻涕、腹泻或流泪等表现。

到了第4天和第5天，蔬菜泥的喂养量应增加到每餐一小罐，每天吃两餐，通常是午餐和晚餐。为长远考虑，应逐渐添加各种口味的食物，这有利于减少宝宝将来挑食、偏食的可能性。这种前瞻式思维，也是"良好开端，成就未来"的具体体现。

2阶段（6～7月龄）婴儿食品换成了大罐装，每份约85克，每天至少吃两罐（午餐1罐，晚餐1罐）。这种喂法可以一直保持到宝宝8月龄时，或是保持到你自己动手制作蔬菜泥的时候。

开始添加蔬菜泥后，注意观察宝宝的肤色变化。有的宝宝特别喜欢吃南瓜和胡萝卜，于是父母把这两种蔬菜作为蔬菜泥的首选原料。但是，膳食中黄色蔬菜过多，可能会让宝宝的皮肤微泛橙黄色，这被称为胡萝卜素血症，因为黄色蔬菜富含胡萝卜素。胡萝卜素血症并不会危害宝宝的健康。如果你发现宝宝的皮肤出现这种变化，减少宝宝膳食中黄色蔬菜的量即可。

添加水果泥

水果大多味道甜美，比蔬菜好吃，因此，添加水果泥时要注意方法。父母们要注意，不要先给宝宝喂水果泥，因为这样会让宝宝偏爱吃水果，不爱吃蔬菜。为了预防这种情况发生，应该把水果泥当作宝宝的餐后甜食，而不能将它作为主餐的一部分。具体做法是先给宝宝喂米糊和蔬菜泥，最后再喂水果泥。

先添加哪种水果

大多数父母会先加苹果泥、梨泥、桃泥和香蕉泥。与所有新食物一样，水果泥最初每天喂1次，时间选在早餐时段；然后改为每天喂2次，时间可以安排在午餐和晚餐时段（但是常规地在早餐时段吃水果泥也没有问题）。

每餐喂多少水果泥

5~6月龄：每次45~60克，每天喂2次。

7月龄：每次85~115克，每天喂2次。

8月龄：每次115~170克，每天喂2次。

9~12月龄：水果泥或是切成薄片的新鲜水果都可以。

有些水果及相关食物对宝宝来说，无法消化或存在危险因素，除非宝宝的儿科医生推荐，在宝宝满1岁前，不要给他吃以下食物。

蜂蜜	甜味剂
整粒葡萄	大块水果
未削皮的水果	带籽的水果
黑莓	树莓
草莓	柑橘汁

不要给1岁以下的宝宝吃蜂蜜、玉米糖浆和其他类型的甜味剂。这些食物中可能含有的某些微生物，对婴儿来说可能致命。柑橘酸性物质含量高，可能使1岁以下的宝宝出现胃肠不适。如果你对某种食物的具体来源有任何疑虑或问题，请向宝宝的儿科医生咨询。

最终，宝宝的辅食菜单会变得很简单。

早餐：米粉和水果。

午餐：蔬菜和水果。

晚餐：米粉、蔬菜和水果。

添加肉类

蛋白质是宝宝成长过程中不可缺少的营养物质，它能够促进肌肉生长，有利于提高免疫力。高蛋白肉类食物包括火鸡肉、鸡肉、各种牛肉。宝宝能够从母乳和配方奶中摄入极易消化的蛋白质，因此不着急添加肉类食物，可以等到3阶段（8~12月龄）或更晚一点再开始给宝宝吃肉。肉类每天喂1次，每次75克，就能满足宝宝对蛋白质的需求。与其他所有辅食一样，肉类最初的添加时间应选在早餐时段，白天注意观察宝宝是否出现过敏反应。观察几天之后若无不良反应，再尝试午餐或晚餐吃肉类食物。

关于给宝宝吃肉，有几点需要提醒。远离高钠肉类加工食品，以及带肠衣的肉食，比如热狗或香肠。要做出明智的选择，你需要每次都仔细阅读食品标签，了解你给宝宝吃的是哪种肉。

除了肉类，还有一个优质蛋白质来源是蛋黄，由于不建议1岁以下的宝宝吃蛋白，所以可以等宝宝满1岁后再开始给宝宝吃鸡蛋。花生酱也要等到宝宝满1岁或更晚些再吃。

果汁

在宝宝的饮食构成中，清汁型果汁排名最靠后，其必要性的排名也最靠后。果汁太甜且营养价值非常低，应该先兑入50%~75%的水，然后再喂给宝宝。如果你选择给宝宝喝果汁，1周偶尔喂2次是可以的，但不可以每天都给宝宝喝。最后，不要让宝宝喝含果肉的果汁，比如含果肉的橙汁或西柚汁。

美国食品和药物管理局（U.S. Food and Drug Administration）提醒消费者注意果汁和果汁饮料的差别。果汁指的是100%纯果汁，没有添加剂；果汁饮料则只含有一定比例的果汁，同时添加糖和亚硫酸盐以调节口味。学步期较晚阶段的宝宝才能开始喝果汁饮料，且只能喝经巴氏消毒的果汁饮料。

除了包装饮料，还有其他选择。父母可以尝试自己动手制作新鲜水果美食。把苹果、梨、猕猴桃或葡萄打成类似番茄酱的质地，这样的果酱口味清爽、营养健康，孩子更喜欢吃。

自制辅食

自制辅食简单易行且省钱，可以替代成品辅食。如果父母决定自己动手制作辅食，一定要选择有机食材，选择真正的有机食材就能够避开源自化肥的亚硝酸盐。研究表明，亚硝酸盐的存在与某个类型的婴儿贫血有一定关联。

制作胡萝卜泥、豌豆泥或四季豆泥时，先把食材放在清水中煮软，然后放入食物搅拌机，加适量纯净水，打成泥糊状。如果是山药、红薯或南瓜，则先用烤箱烤至熟软，然后去皮、去籽，再放入食物搅拌机，加适量纯净水，打成泥糊状。如果准备一次性制作多份辅食，然后冷冻起来，那么盛装的容器一定要先消毒。下次食用前，先把冷冻的辅食放在冰箱冷藏室或微波炉里解冻，不要直接放在厨房操作台上。

食谱书是自制辅食的好帮手，比互联网提供的资源要可靠得多。书籍在出版前会经过审查和编辑；而互联网上任何人都可以发表自己的看法，质量良莠不齐。对于在互联网上看到的建议，父母要有鉴别能力。

训练，但不要重复训练

妈妈每天都要花大量的时间与宝宝一同进餐，这让每一餐都成为宝宝基本生活技能训练的好机会，比如，训练宝宝的手应该放在哪里。喂宝宝辅食的时候，握住他的手，不让他抢勺子。喂食不需要宝宝的小手参与。等到进入本书的第二个调整阶段时，父母可以教宝宝把手放在高脚椅托盘的两侧，或是放在托盘下方自己的大腿上。后面的内容会详细讲述这一点。

我们在这里强调这一点，是为了提醒父母，积极的前瞻性训练优于被动的纠正性训练。父母应正面鼓励正确行为，而不是等到出现问题后再去纠正错误行为，这样对宝宝的成长会更有益。例如，宝宝缺乏自控能力，往往会把手指戳进食物里，然后又去抓头发，之后，他还会在衣服上擦手。此举增加了父母清洗衣物和纠正行为的任务。对宝宝的这个行为，父母不得不做出回应，但此时的训练就是被动的纠正性训练了。如果将来需要反复纠正或限制，最初就不应该任宝宝自由做出行为。反复地纠正和限制，对孩子来说不公平，也会给父母造成困扰。因此，我们说：良好开端，成就未来。

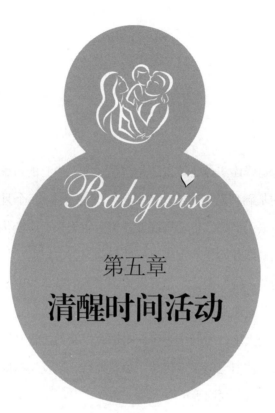

Babywise

第五章

清醒时间活动

不管是修建实体建筑，还是构建一个人内心的道德结构，奠定坚实的基础都是未来成功的关键。即使宝宝才6个月大，训练不当或是缺乏训练，也会削弱或损害宝宝未来适应变化的能力。因此，从早期开始培养宝宝良好的行为习惯，以便尽早为宝宝建立正确的"思维"模式，是开发宝宝潜能的基本原则。这也是为什么在婴儿过渡期的各个阶段，清醒时间的活动一定要着眼于宝宝发育中的大脑，着眼于宝宝获得适宜、有效感官刺激的需求。父母必须关注自己向宝宝传达了哪些期待，以及这些期待是如何传达的，这两方面同等重要。

　　宝宝的清醒时间应该包括哪些活动，谁来参与其中？清醒时间活动应该是家庭活动，需要爸爸妈妈和宝宝进行互动。当然，宝宝也需要一些独立玩耍时间，以便他有机会独自专心地探索世界。但是，怎样为宝宝创造一个始终一致的学习环境？关于宝宝的清醒时间，你需要了解什么？

发展剥夺

"发展剥夺"（developmental deprivation）这个词指的不是宝宝被完全剥夺了学习机会，而是指经常性地被剥夺最佳学习机会。如何促进早期学习？关于这一点，存在两种不同观点。

第一种观点是不干涉，它鼓励父母做宝宝学习过程的协助者，避免充当主动引导式教师，不要左右孩子的思维方向。这种观点建立在双重假设的前提之上：一是假定在父母的引导下，宝宝无法学习因果关系；二是假定只有自身冲动、短暂的好奇心得到满足时，宝宝才能学到东西。这意味着应该让宝宝不受限制地自由探索所有事物，不管是高脚椅上的食物，还是书架上的小摆件。这种观点有两个方面的不足。第一个方面，任何可能发生的有意义的学习都是随机、偶然的，这有一部分源自第二个方面，即学步前期儿童的世界处于构建过程中，非引导式、不受任何限制的学习环境中，过多的信息对宝宝的感官进行轰炸，反而妨碍了宝宝大脑有效处理信息能力的发展，于是发展剥夺发生了。

第二种观点把父母的角色定义为主动引导式教师，他们在各种环境下为宝宝创造学习机会，包括高脚椅、游戏床和客厅。我们认为这种观点更加合理，宝宝确实需要父母的引导。不管引导的具体方式是指示还是限制，父母都为宝宝提供了学习目标。学习必须有目标，这样的学习才有意义，也才有利于培养初步的逻辑思维模式。

学步前期儿童需要父母的指示和引导。宝宝必须先明白面对某一类情境时应该怎样做，然后才能学习如何把在一个场景中掌握的概念应用到另一个场景中。举个例子，有这样两个限制性短语："不要扔食物"和"不要摸音响"。虽然其中涉及的两个行为是不同的，发生场景位于家中的不同地点，但是父母所期待的宝宝的回应方式却是相同的，都是宝宝服从指示和引导。如果父母在厨房里强化指示，在客厅里却不强化，这种不一致就会影响宝宝的辨识能力的形成，导致宝宝无法明白父母期待什么、允许什么。如果父母在两个地点都始终一致地对宝宝加以限制，就能帮助宝宝的大脑识别出父母指示中存在的"共同联系"。这些"小小的联系"有助于培养宝宝更高级的逻辑思维，从而让宝宝驶上学习的快车道。

我们将会在第121页"宝宝防护和界限"的内容中进一步阐述这个有趣的话题。目前只需简单地说：宝宝的清醒时间活动不只是为了消磨时光——从上次喂养熬到下次小睡——而应该发挥更大的作用。宝宝的清醒时间能提供无数学习机会，你要利用这些机会！

精心安排的学习机会

宝宝的学习机会应该是提前安排而不是偶然出现的。为了促进宝宝学习，在家中为宝宝创造趣味学习环境，让他的好奇心自然而然地受到激发。除了自己玩耍，宝宝的游戏时间主要包括单独安排的游戏时间、家庭活动时间。

单独安排的游戏时间

游戏的过程也是学习的过程，特意安排的和未经安排的游戏都有助于宝宝学习万物的运作方式。单独安排的游戏时间指的是一天中安排宝宝独自玩耍的时段，最好从小月龄开始。形式可以很简单，比如在地板上铺一块小毯子，让宝宝一个人在小毯子上玩耍。妈妈能看到宝宝，但是宝宝看不到妈妈。过一段时间后，"毯子时光"会变成"游戏床时光"，之后是"宝宝房时光"（18～22月龄，这不在本书讲述的月龄范围内，是本系列另一本书的核心话题）。

毯子时光：当6月龄宝宝趴在小毯子上玩着色彩亮丽的磨牙环时，你可能很难明白，除了消磨时间，这样的活动还有什么别的意义。毯子时光让宝宝处于相对封闭的环境，在这个环境中宝宝能够集中注意力，发挥专注力，不受家中其他视觉和听觉刺激的干扰。让宝宝在学会爬之前开始毯子时光并坚持下去，宝宝就能学会专注地待在小毯子的界限范围内。虽然你的宝宝很快就会过渡到游戏床时光，但是，毯子时光还是会给妈妈和宝宝带来很多益处。

一旦宝宝趴卧时能抬头并用小手摆弄玩具，父母就可以开始安排毯子时光（可能早在4月龄就可以开始了）。开始时每天1次，每次5～10分钟，然后逐渐延长时间，以宝宝能够接受且情绪愉快为准。使用毯子的好处是方便移动。只要爸爸妈妈觉得方便，把毯子铺在室内或院子里的任何地方都可以。当宝宝外出做客的时候，祖父母和其他人也会觉得毯子很方便。

游戏床时光：我们不建议用游戏床时光完全替代毯子时光，因为两者都是宝宝成长过程中宝贵的体验。不过，游戏床时光开始得越早越好。第十章详细阐述了游戏床时光的诸多好处，这里只简单地介绍其中两个好处。举个例子，当妈妈购物归来收拾物品或照顾家里别的孩子时，游戏床能够为小宝宝提供一个安全的环境。游戏床还是很好的学习中心，它能让宝宝把注意力和专注力集中在一个玩具上，学习用双手来操控它，探索它的玩法。在接下来的12~18个月里，游戏床是一件有用而且非常重要的婴儿用品。

家庭活动时间

虽然你可能很享受和宝宝在一起的过程，但是你需要找到平衡，你要陪伴他，也要避免成为唯一和他一起玩耍的人，这一点很重要。如果妈妈意识到宝宝总是黏着自己，而拒绝和爸爸或哥哥姐姐玩耍，或者妈妈一离开房间他就哭，这可能是因为宝宝与其他家人在一起的时间不够多。以下几个建议有助于家庭成员共同参与宝宝的活动。

读书：尽早开始给宝宝读书，什么时候开始都不嫌早。给宝宝看色彩丰富的绘本，特别是纸板书和塑料书，可以任由宝宝独自探索。读书是哥哥姐姐也可以参与的趣味活动，爸爸当然也会乐在其中。宝宝喜欢有人给他读书，即使他在很长时间内并不能理解那些话是什么意思。不断发出的声音、抑扬顿挫的语调，以及充满变化的表情，这些都能吸引宝宝的注意力。读书时把宝宝抱在怀里，有利于加强与宝宝的互动。

洗澡：洗澡是与宝宝互动的一个好机会。你可以给宝宝唱歌，和他说话，或是问他问题，比如"马修的耳朵在哪里？""马修的胳膊在哪里？"，然后自己回答，"马修的耳朵在这里"（拨一拨宝宝的小耳朵），"马修的胳膊在这里"（轻轻拉动他的小胳膊）。专心玩耍，以及爸爸妈妈、哥哥姐姐的声音陪伴，能够帮助宝宝感受家庭的温暖。

散步：经常抽时间全家一起外出散步，这对所有人来说都是很好的活动。6月龄宝宝对于大自然中的山川草木已经表现出浓厚的兴趣。每次散步对宝宝来说都相当于一次探险，当然，对爸爸妈妈来说，散步也是有益健康的。能让宝宝面朝前坐着的手推车更能满足宝宝日益增强的好奇心，如果让宝宝面朝后坐在手推车里，他就只能看到手推车的靠背了。

身体接触：游戏中的身体接触对儿童情感发展大有裨益。游戏是每个孩子成长过程中的一个重要组成部分，即使婴儿时期也不例外。爸爸妈妈、哥哥姐姐和宝宝一起躺在沙发、地板或床上，给宝宝一个飞吻，小小地胳肢他一下，或是抱着他，这些都能加深人际关系纽带，给宝宝爱的感受和安全感。

◎ 小 结

　　万花筒里绚烂的色彩组合令人惊叹不已。几小块碎的彩色玻璃，几面小镜子以固定夹角拼在一起，再加一束光，就能创造无数的形状、色彩和花样组合。不断变换的图案，是万花筒的魅力所在。你应该已经注意到，你的宝宝生长变化那么迅速，清醒时间的警觉度提高了很多。宝宝在每个月龄阶段都十分可爱，但是当他开始主动跟你互动，对着你笑，对着你咿咿呀呀地"说话"或是拍小手的时候，仅仅用"可爱"已经不足以形容他了。他就像万花筒一样，展现着他小小世界里缤纷的光芒。当父母规划孩子的学习内容和学习方式时，就是在把光带入他的世界。

　　进入本书的第二部分后，时间要往后跳跃几个月。我们会继续讨论宝宝一日生活中的三类活动，不过针对的是9～12月龄宝宝。本书第二部分描述的是一个激动人心的新阶段，因为宝宝的认知警觉极大地影响着喂养时间和清醒时间。9～12月龄宝宝的学习能力达到了新的水平，万花筒里绚烂多彩的图案也随之变换。

养育9~12月龄宝宝

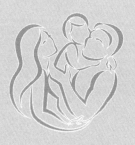

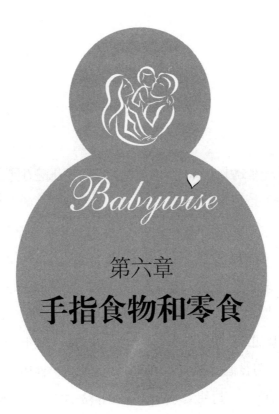

Babywise

第六章

手指食物和零食

在第二部分中，我们要继续探讨喂养、清醒时间、睡眠活动，但时间上要向后调整几个月。9~12月龄宝宝的主要成长变化是什么？父母面临的挑战是什么？父母可以期待什么？

首先，父母会发现，宝宝越来越不像小婴儿，而像学步前期的幼儿——宝宝不仅越来越警觉，而且被一种强烈的好奇心和探索需求驱使着。学步前期的宝宝能发现任何他感兴趣的物品，也许是高脚椅边缘一块摇摇欲坠的食物，也许是书架上一个闪亮的小摆件；一旦被他发现，他就会想得到。此外，他还具备了自主四处活动的能力，这使父母日常面临的挑战成倍增加。父母应设置什么界限，怎样采取明智的防范措施？在早期的养育过程中有一点需要注意：宝宝具备了活动能力，再加上好奇心日益增强，父母应时刻保持警惕，避免宝宝遭遇危险。同时，父母还需要思考怎样安排孩子的一日活动，并做好规划。这样做有利于孩子的成长，能够最大限度地优化孩子的学习过程。

在这一部分中，我们将结合实际，阐释如何计划宝宝的一日生活。我们将讨论与喂养、清醒时间和睡眠活动相关的行为，还将更加关注宝宝一日生活中的每项活动是怎样相互联系在一起的。具体来说，宝宝在高脚椅中学到的东西，将无一例外地以某种方式被应用到客厅中，这是好消息。坏消息是，如果你让宝宝错过了在某一类活动中的训练机会，势必会对其他活动造成难以预料的后果。如今，父母需要有比以往任何时候都更高的警惕性，必须始终牢记发展联系性的原则。

坐在高脚椅里进食是每个"喂养—清醒—睡眠"周期中的第一项活动，因此，我们就从高脚椅开始。本书第一部分已经介绍了关于添加辅食的内容，在那个阶段里，喂养由妈妈全权负责。到了9月龄，宝宝的生活中将会出现一个新事件：建立微妙但是相当重要的大脑连接，这会影响到他生活的方方面面。父母会在喂养过程中首先发现这一连接，时间在宝宝开始吃手指食物之后。

手指食物

用手指操控食物，这一精细运动能力看似微不足道，却是宝宝发育过程中十分重要的里程碑。这项能力涉及手口协调，表现为宝宝开始具备用整手抓握以及拇指食指相对捏握食物的技能。

事实上，宝宝早已开始使用整手抓物品的技能了。比如，当宝宝趴在小毯子上玩耍的时候，他会伸手去够玩具，同时运用胳膊和整只手的粗大运动技能把玩具抓到眼前。但是，直到8～9

月龄，他才具备张开和合上手指握住细小物品并把它抓过来的能力。之后，他会尝试整只手攥着小块食物送到嘴边。

捏握表示宝宝手指的灵活性已发展到一个新的水平。在这一时期，宝宝大脑中的拇指−食指连接已经建立，这让宝宝能够精确、快速地捏起小块食物。整手"抓握"和"捏握"这两项技能，涉及本书讨论的一个重要过渡：从父母喂养过渡到宝宝自主进食。不具备这两项基本技能，宝宝就不可能实现真正的独立。

捏握技能使宝宝的手指食物选择范围大大增加。父母不仅要考虑手指食物的营养价值，更要考虑每种食物的安全性。虽然大多数9月龄宝宝已经长了几颗牙齿，但是判断手指食物的质地是否足够酥软，应该看能否用牙龈磨碎，而不是看能否用牙齿嚼碎。如果你不确定某种食物是否安全，就先将这种食物放入自己嘴里试试，看它能否在无须咀嚼的条件下化成小碎屑，如果不能，就等到宝宝满1岁以后再添加这种食物。

对于9月龄宝宝来说，便于抓取且充满趣味的手指食物很多，比如，切成薄片的香蕉、大米泡芙等，以及薄脆饼干等；也可以逐渐添加煮至熟软的豌豆、煮熟并切成小段的四季豆和小块的熟土豆。婴儿辅食制造商提供了各种各样的3阶段和4阶段手指食物供父母选择。宝宝的儿科医生也会推荐一批适合宝宝月龄的手指食物。

当然，在宝宝满1岁前，部分餐桌食物和手指食物还属于"禁忌"食物。我们在第一部分提到了其中几种，下面列出完整清单。

1岁前禁忌的食物

● 蛋白

● 坚果或花生酱

● 蜂蜜或其他甜味剂

● 生蔬菜

● 整粒葡萄或圣女果

● 生浆果，比如树莓或黑莓（除非你把浆果切成小块）

你需要了解的是，宝宝吃的辅食种类越多，大便性状变化越大。大便质地通常会变硬，颜色也会发生改变，例如，红菜头会让大便变红，四季豆会让大便变绿。因此，在接下来的一两年里，负责给宝宝换尿布的人就要经常面对人类大便常有的那股强烈的难闻气味了。

信息混乱

当问题转向与掌控权相关时，成人往往会忽略添加手指食物过程中可能出现的信息混乱。举个例子，用勺子给宝宝喂食时，父母掌握着控制权，而一旦加入手指食物，掌控权就交给了宝宝自己。这会造成混乱吗？从10月龄宝宝的角度来看，可能会！妈妈一会儿说"这是你的手指食物，自己动手吃吧"，一会儿又说"把手放在托盘两侧，不要抓食物"。那么，父母该如何消除这种混乱呢？

第一种方法是，妈妈先给宝宝喂食需要使用勺子的食物（蔬菜和水果），然后再给宝宝提供手指食物，让宝宝自己动手。这两项分开的活动会让宝宝明白可以手抓和不可以手抓的界限。第二种方法是使用分格餐盘，把两种食物分开装——由妈妈喂食的泥糊类食物放在一侧，由宝宝自己抓取的手指食物放在另一侧，由妈妈来控制表明界限的餐盘。你会发现，宝宝在喂养过程中获得的观念，通常也会体现在一天中其他类型的活动中。良好开端，成就未来！

零食

吃零食对宝宝来说是一种乐趣，但是通常应等到11~12月龄再开始添加。有经验的妈妈会告诉你，在错误的时间给宝宝提供过多零食，容易使宝宝养成不良的进食习惯，还容易养出"挑食大王"。如果你发现宝宝出现挑食迹象，就应该减少零食供应。以下几点是与吃零食有关的友情提示。

（1）不要每天都给宝宝吃零食。

（2）关键在于适度，不要让零食影响了孩子的食欲。

（3）不要利用食物来回避冲突。

（4）避免把食物当作安抚物。

（5）吃零食的场所应固定，比如高脚椅。不要让宝宝一边吃零食一边在家里自由地活动。

（6）如果打算在下午让宝宝吃零食，那就选在宝宝小睡醒来的时候。

挑食

　　跟所有人一样，你的宝宝也会表现出口味偏好。但父母除了为他提供他喜爱的食物，最好也让他尝试吃其他家人喜欢吃的食物。宝宝从吃婴儿辅食逐渐过渡到吃餐桌食物，这是一种自然的食物过渡。我们认为，孩子挑食更多的是因为父母意志不够坚定，不能坚持正确的食物选择，而非其他原因。

　　与最初添加辅食时一样，如果宝宝强烈抗拒某种味道或质地的食物，那就先不添加这种食物，过几周后，再次尝试添加。学步前期宝宝经常会这样，前几周强烈拒绝的食物，几周后突然喜欢吃了。坚持这样做，宝宝将来挑食的可能性会更小。

　　尽量让进餐时间成为所有家庭成员的欢乐时光。我们生命中最美好的回忆，有一部分就来自一家人围坐在餐桌旁的场景。餐桌上可以摆放书籍、电脑、绿色植物和报纸，但它最重要的功能是让家人团聚在一起进餐。以下是分月龄建议，帮助你把进餐时间打造成家庭欢乐时光。

　　6月龄以下宝宝：尽可能让宝宝坐在婴儿躺椅里，待在餐桌附近，这样宝宝能看到和听到家人间的互动，这有助于宝宝的大脑建立早期的家庭连接。如果家里只有父母，那么父母应养成吃饭时和宝宝说话的习惯。一家人进餐时，宝宝有时可能在游戏床里或是在睡觉，但应该尽量让宝宝加入家庭晚餐的行列。

　　6~12月龄（或直到可以自主进餐）宝宝：在这个阶段，让宝宝在家庭晚餐开始前吃完自己的主餐。当全家人一起享用晚餐时，宝宝就可以坐在高脚椅里玩玩具或是吃手指食物，这样，家中的每个人都参与了快乐的晚餐时光。

12月龄以上宝宝：为了让晚餐时光更加愉快，在其他几次进食时间里，比如早餐和午餐，你需要更加努力地应对高脚椅上的宝宝发出的挑战。这不代表晚餐时你不必纠正宝宝的行为，而是说，在另几次喂养时间里加强对宝宝的训练，能够加速宝宝的学习进程，从而更早实现家庭成员和谐共进晚餐。

断奶

断奶指的是父母为宝宝提供补充食物，以部分或全部代替母乳的过程。断奶从你给宝宝喝第一口配方奶或是吃第一口婴儿米粉的时候就开始了，它是一个循序渐进的过程。

母乳离断

母乳喂养时间的长短取决于妈妈和宝宝的共同愿望与需求。没有人能确切地判断，就你们的具体情况而言，最佳断奶时间是什么时候。对有些人来说，最佳母乳喂养时间是6个月；而对另一些人来说，最佳母乳喂养时间是1年或更久（对于大多数妈妈来说，坚持母乳喂养1年是可以实现的目标）。母乳喂养超过1年，更多的是出于偏好而不是营养需求，因为这时已经有很多食物可以提供给宝宝。

母乳离断时，每次只戒掉一顿母乳，隔3～4天再开始戒下一顿。这个间隔有利于妈妈的身体适当地调整泌乳量。下午后半段那顿母乳通常最容易戒，因为那是一天中最繁忙的时段。用170~230克配方奶代替戒掉的这顿母乳，如果宝宝满1岁了，也可以用牛奶来代替。如果你的宝宝已经满9个月了，建议你用学饮杯给宝宝喝奶，不要用奶瓶。如果断奶前你已经开始教宝宝使用学饮杯，那么这次过渡就会容易些。

进入学步前期后，你的宝宝每天至少需要摄入1000千卡能量，以满足正常生长所需。其中一部分应由500~700毫升全乳提供。在宝宝满2岁前，不要给他喝低脂奶。

戒奶瓶

从1岁起，宝宝应该开始戒奶瓶，改用学饮杯了。每次只戒掉一顿，改用学饮杯；然后戒下一顿，以此类推，直到全部转换完毕为止。这个过程可能需要2周到1个月时间。负责设定时间表的应该是父母，而不是宝宝。

在本章末尾，我们想给父母提个醒。添加辅食是宝宝生长和发育过程中自然发生的一部分。别忘了积极主动地训练你的宝宝，以避免日后重复训练：良好开端，成就未来。

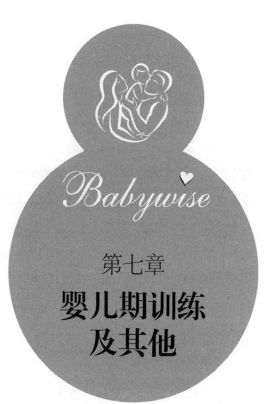

Babywise

第七章

婴儿期训练及其他

在最初的2年里，宝宝还不太了解自己的基本需求，也不了解父母能在多大程度上满足自己的这些需求。但这对宝宝来说并不是问题，因为确保他的生活顺利进行并不是他的责任。父母应该每时每刻给予宝宝呵护，同时对宝宝未来的行为发展起积极的作用。父母是社会的代言人，理应教会他们的孩子遵从合理的行为规范，对任何一代人来说都是如此，这一点值得人深入思考。在此之前，父母需要先了解宝宝训练的时间、方式、内容和原因。

（1）**时间**，指的是从宝宝几月龄开始训练：我应该何时开始训练宝宝？

（2）**方式**，指的是早期训练的具体过程：我应该怎样训练宝宝？

（3）**内容**，指的是训练中的优先事项：我应该训练宝宝什么？

（4）**原因**，提供了训练的大目标：我为什么要训练宝宝？

一旦你的宝宝跨进了9月龄这个门槛，训练将更具目的性，训练内容将更加具体。9月龄宝宝已有能力调整自己的行为，以符合父母对他的多种期待。这绝不是小事。学步前期宝宝正处于这样一个成长时期：他既可以选择服从父母的简单指示，也可以选择不服从。宝宝这一新的觉知为父母提供了很多训练宝宝的机会。从高脚椅里的时光到客厅里的游戏时间，随时随处都有训练机会。

训练指的是什么

宝宝一旦掌握捏握技能，就踏上了自主进食的道路，学会自主进食，预示着宝宝向独立又迈进了一步。捏起小块物品这一新的运动技能，具有发展联系性，在高脚椅里能进行捏握，意味着他在客厅里同样能做。学步前期宝宝已初具四处活动的能力。在客厅里，他会发现过去看不到的物品，而且只要被他看到，他就会一心想要获得。这使父母所面临的局面发生了改变。学步前期宝宝的活动能力再加上他强烈的好奇心，迫切要求父母了解并实施婴儿期训练的三个组成部分：指示、鼓励和纠正。

我们在与年轻父母们交流的过程中，讲到父母指示的可行性以及父母鼓励的强大说服力时，父母们常常面带笑容地点头认可。但是，当话题转到学步前期宝宝的行为纠正时，父母们的表情就会变成迷惑不解。我们经常接触年轻父母，所以我们知道，对于9月龄宝宝的父母来说，现在谈论纠正似乎稍稍嫌早，好像脱离了他们现实的养育情境。然而，家有宝宝四处乱跑，父母绝不能忽视和低估纠正的积极作用。宝宝的安全仰赖于父母的干预。下面我们对这一点进行详述。

在学步前期的这几个月里，需要纠正的错误是实际后果上的错误，与道德无关。父母需要及时纠正宝宝的不适宜和不安全行为，但是对于年纪这么小的宝宝而言，父母要应对的问题，涉及更多的是宝宝的"天性"，而不是是非观。因为宝宝只有在道德发展到一定水平时才会有是非观，而这是几年后的事了。婴儿和学步前期儿童思考和行为的中心点只有一个，那就是"我、我、我"。不过，这种最初的"自我"迟早要被一种更加和谐的、以家庭为中心的"我们"所取代，当然，前提是父母能够驯服他处于萌芽状态的自我意识，并进行训练。

训练在这里是个正面用语，意思是"引领某人开始学习，设定某人的学习模式，或促使某人学习"。你不能阻碍宝宝探索世界，但是要为宝宝的探索过程提供合理引导。父母引导的部分内容就是纠正错误的模式，鼓励正确的模式。学步前期宝宝的可塑性很强，如果你此时忽略或低估了纠正的必要性，那么到了儿童期早期，你家的宝宝就可能出现行为缺陷。等到行为问题出现了再去纠正，就不是容易的事了。

婴儿期训练需要保持平衡，就像一张三条腿的凳子，只有每条腿都完好无缺，而且三条腿保持平齐，这把凳子才能放稳。婴儿期训练的"三条腿"分别是：指示、鼓励和纠正。

（1）指示，指的是告诉宝宝，父母的期待是什么。

（2）鼓励，指的是强化父母期待的重要性。

（3）纠正，指的是将宝宝引导回父母所期待的状态。

学步前期宝宝能理解父母指示吗

父母指示的一个首要原则是，确保你发出的指示符合这个月龄宝宝的理解能力和服从能力。指示3岁宝宝回房间收拾拼图是合理要求，但同一个指示对12月龄宝宝来说却是力不能及的。还有一种相反的情况，有些父母不给宝宝下达指示，他们认为学步前期宝宝还太小，无法理解指示。但是，经验告诉我们，宝宝的理解能力往往比我们想象的更加强大。这在某种程度上是因为对语言的理解能力发育最早，先于另两个层次的能力，即口头表达能力和阅读能力。三个层次能力的发育轨迹如下。

层次1：理解力。 在能够进行口头表达之前，宝宝早就具备了词汇理解能力。例如，你鼓励宝宝挥手再见或是拍手，8月龄宝宝就能做到。满1岁时，宝宝已经能够理解大量词汇，具体表现是，他能够回应很多指示，比如"到妈妈这儿来""坐下""飞吻""摸摸小猫咪"等。宝宝回应你时运用的是理解力，而不是口头表达能力。

层次2：口头表达能力。 大约在1岁生日时，宝宝开始对着玩具或家人咿咿呀呀。虽然你可能听不懂他说的是什么，但是这些咿咿呀呀对他而言是有意义的。这些杂乱的嘟嘟囔囔表示他正在尝试用语言来交流。逐渐地，他的小嘴巴开始能较为清楚地说出简单的词，比如"爸爸"或"妈妈"。

层次3：阅读能力。当宝宝具备这一层次的能力时，他开始能够理解字与简单的词之间的联系。这些词主要是父母给他读绘本时他经常听到的名词，包括兔子、羊、马、狗和猫等。阅读理解能力开始于学龄前期。（更多关于语言发育的内容见附录A。）

具备了这三个层次的词汇理解能力，学步前期宝宝便具备了学习和记忆的能力。身为父母的你，准备好为宝宝提供训练了吗？

学会说"滋养生命"的话语

想一想，曾对你产生巨大影响的那些人是怎样使用语言的？他们的话语是"滋养"还是"荼毒"了你的生命，是鼓舞还是打击了你的勇气？时间回到现在。如果有人录下你们家庭中的对话，音频回放时会是什么样的？你的话语是集中针对宝宝做错了什么、不应该怎样做，还是集中关注宝宝做对了什么、应该怎样做。

最近，一位新手妈妈正在应对她家12月龄宝宝的尖叫问题。艾米丽坐在高脚椅里，只要觉得妈妈提供食物的速度太慢，她就会尖叫着抗议。艾米丽的妈妈非常沮丧，她提高嗓门盖过女儿的尖叫声，请求艾米丽"不要叫了！""静一静！""别闹了！"。

　　妈妈希望能通过这些指示让宝宝安静下来，以获得和谐的进餐时光，但实际效果相反。哪个父母没做过类似的事情呢？妈妈的指示更多地集中针对艾米丽做错了什么，而没有指明她希望女儿怎样做。妈妈忙着压制宝宝的尖叫，却没有为宝宝提供正确的做法。

　　好在，这位妈妈学习能力很强，经过我们的辅导，她很快就运用"滋养生命"的原则，把上述挑战转化为正面训练。当女儿尖叫时，她温柔地对女儿说："耐心等一会儿，艾米丽，妈妈马上就来。"她的话语指明了她希望艾米丽了解的良好的行为模式。正面的、"滋养生命"的话语，代替了负面的打击性话语。妈妈希望艾米丽发扬的两个美德——耐心和温柔——代替了她原本试图压制的"恶行"，也就是艾米丽失控的尖叫。

　　当父母只针对宝宝的错误行为时，就会忘记指明他们希望宝宝了解的正确行为。这样做的结果是，宝宝学会了什么是不应该做的事，但是没有学会应该怎么做。

　　经验告诉我们，学会说"滋养生命"的话语，对父母来说有些难。请读者回忆一下自己的成长经历。小时候，你肯定听过这样的指示："往桌上端牛奶时别弄洒了！"这句话完全可以替换为正面的说法："让我们来看一看，你往桌上端牛奶时多么小心。"前一种说法的目的是阻止错误行为，后一种说法的目的是鼓励正确行为。

　　虽然两者的差别看起来并不大，但是从宝宝的一生来看，正面话语和负面话语都有累积效应，会影响孩子关于自我、他人以及生命的观念。学会用你的正面话语来滋养宝宝的生命，指示孩子你希望他做什么，而不是你不希望他做什么。

说出宝宝的名字

具体指示是引导学步前期宝宝的有效方式。比如，"把你的手放在高脚椅两侧""请把食物放在托盘上"，这样的指示能够把你的信息有效地传达给宝宝。但是，更加高效的信息传递方式是说出宝宝的名字。例如，可以说："马修，把你的手放在高脚椅两侧。"马修天生是以自我为导向的，所以，说出他的名字，能够引导他关注你希望他采取的行为。

你可以这样想，当我们给宝宝指出有趣的事物时，我们会自然而然地叫出宝宝的名字："马修，快看气球！""快看，马修，蝴蝶！"我们这么做，是希望被称呼的那个宝宝能够关注我们指出的事物。宝宝的名字里有某种特质，能够吸引他的注意力，让他关注你的声音。当你下达指示时，这一原理同样适用。

合宜的话语

如前所述，鼓励能够增强父母指示的价值和意义。对于10月龄或12月龄宝宝来说，鼓励是什么？有一句古老的犹太谚语，大概意思是"一句话说得合宜，就好像金苹果落在银网子里"。说的话语合时宜，才能具有鼓励作用。鼓励就是滋养宝宝生命的"合宜话语"。鼓励是在肯定一种行为，同时激励宝宝继续这一行为。谁不喜欢被自己尊敬的人拍着后背说："做得真棒！"我们的宝宝当然也会喜欢，他们会因为得到夸奖而深受鼓励。

婴幼儿尤其需要热情的夸奖。他们喜欢听到爸爸妈妈、哥哥姐姐兴奋地赞扬他做了正确的事，或是没做错误的事。例如，10个月大的米卡注意到一个三层小书架，最上面一层上摆放着哥哥姐姐的几本书和DVD。米卡知道这些东西是他的小手禁止触碰的，因此，当父母看到他发挥了惊人的自制力时，就热情地赞扬他："好孩子，米卡！米卡玩米卡的玩具。"

米卡更在意的不是具体的话语（当然这也很重要），而是父母说这些话时热情的语气。当米卡想摸客厅里的"禁止触摸物品"时，他会听到一种不同的语气："米——卡！"这是警告语气，其中所含的信息十分明确。当他离开那里时，他会听到热情的语气："做得好，米卡！你听了妈妈的话。"

真正的鼓励能够激发正确的行为。不要低估鼓励的力量。如果我们不对宝宝和伴侣说出鼓励的话语，我们也在向他们传达一个信息，请想一想，我们传达的是什么信息呢？

教宝宝简单的手语

手语是真正的世界语言，它适用于任何时间、任何文化背景，以及任何年龄群。教宝宝简单的手语，能够帮助他跨越自身词汇理解能力和口头表达能力之间的鸿沟，让他生活得更加顺畅。父母经常会看到类似的情况，1岁宝宝坐在高脚椅里大喊大叫着要这要那。虽然尖叫也是一种沟通交流方式，但是还有更好的方式。教学步前期宝宝使用手语与人交流，可以从最基本的"请"开始。

为什么要首先学"请"？因为"请"是孩子自愿服从父母教导的最初表现之一。这对宝宝来说是最容易理解的，也是最基本的表示谦恭的美德，而且宝宝能在此基础上学习其他美德。"请"的手语教起来很容易。每次喂养时间里，在喂你的6月龄宝宝吃第一口食物前，握住他的手，引导他做出"请"的手语动作，同时嘴里说"我们来表示'请'"。每次你握着他的小手轻轻划过他胸前时，都在为他留下基本的谦恭印记，这种谦恭将成为他生命的一部分。你越是始终如一地坚持每次教他做一遍，宝宝就能越早地把手语"请"与满足愿望联系起来。跟所有的优质投资一样，你很快就会获得可观的收益。

如果你教7月龄宝宝学习"请"的手语，他可能会在数周后主动用手语向你表示"请"，也可能在数月后，但是他迟早能学会。某一天，当他看到自己想要的东西时，他会看着你，用小手做出"请"的动作，因为他知道这个动作能给他带来奖赏。

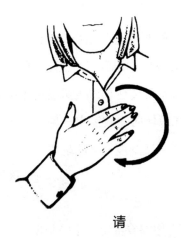

请

右手放在心脏上方，如图划过胸前，往
右臂方向收拢。

一段时间后，再逐渐教宝宝学习手语"谢谢""还要""没
了"和"不"（更多婴儿手语动作图示见本章结尾处）。如果
你的宝宝满1岁，根据他的表现，你判断他知道应该怎样做手语
动作，但他就是不想做，你可以利用自然行为后果来强化正确
的反应。举例说明，如果他想要某个玩具，却拒绝用手语表示
"请"，就不要把玩具给他。如果他想要的是饼干，先不要把饼
干给他，而是每次都提醒他，做"请"的动作就可以拿到饼干。
但是不要在正餐时间引发争斗，不要因为孩子拒绝做手语而不让
他进食。始终一致地坚持下去，你会获得丰厚的回报。

教学步前期宝宝学习简单手语还包括以下几点益处。

（1）有利于教授和强化宝宝自我控制的习惯。

（2）能为宝宝提供正确的表达方式，帮助他戒除错误的交

流方式。

（3）有助于将来在不方便的时候也能及时纠正宝宝。有时候不方便或不适宜通过口头语言来纠正孩子的行为，无声的手语再加上妈妈的表情，能够传达与口头纠正同样的意图。

（4）有利于在最佳时间教宝宝一种第二语言，因为学步前期是宝宝一生中对语言接受度最高的阶段。

宝宝能理解吗

如果某一天，当你握着宝宝的手一起做"请"的手语动作，你突然感觉到他在抗拒，请不要吃惊。这多半表明你的宝宝理解你在要求他做什么，只是他决定"我不愿意这么做"。最近我们收到了一位采用父母引导式育儿法的妈妈的留言，她提到，当她引导9个月大的女儿用手语表示"请"时，女儿明确拒绝了，对此她感到十分惊讶。

"当我女儿不仅拒绝做动作，而且竟然试图和我对抗时，我很惊讶。我意识到这是最初的斗争之一，而作为妈妈的我必须赢。我坚持教她，两周后当我女儿想要什么时，已经能够自愿而愉快地用手语表示'请'了。通过这件事，我还学习到另一件更加奇妙的事情：孩子的妥协能为她自己带来快乐。她现在20个月大，会用手语表示'请''谢谢''还要''没了''妈妈''爸爸'和'我爱你'。与此同时，她的口头语言技能也在不断提高。"

这个孩子的交流能力让她的父母以及遇到她的其他人都感到

十分惊喜。早期手语训练对现在大有裨益，对将来同样如此。祝你们学得开心！

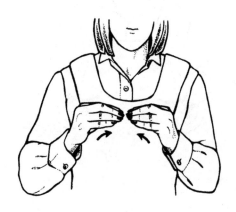

还要

双手分别指尖聚拢，然后互相碰撞两次。

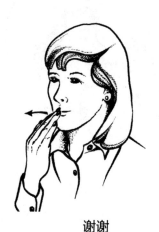

谢谢

手指并拢，用指尖触碰嘴唇，然后向外挥动，
类似飞吻的动作。

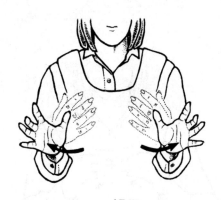

没了

　　双手置于身体前方，手指分开。如图，双手从内向外摆动。

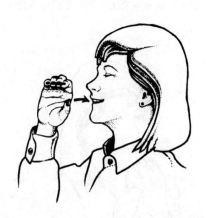

喝

　　一只手呈C形，置于口前，拇指靠近下巴，其余四指向上旋动，做出"喝"的动作。

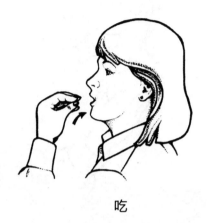

吃

指尖聚拢，拇指在下，指尖凑向嘴边，反复
数次。

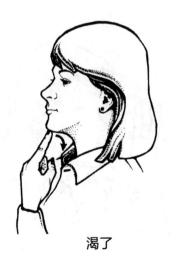

渴了

食指指尖从上至下滑过颈前。

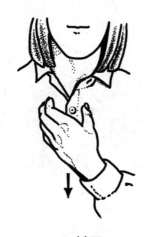

饿了

一只手呈C形，置于喉部正下方，掌心朝内，
手向下滑动。

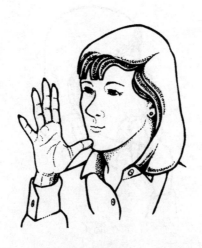

妈妈

五指张开，拇指指尖顶在下巴中部。

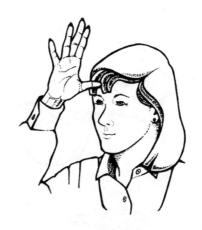

爸爸

五指张开，拇指指尖顶在额头中部。

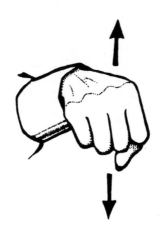

是

一只手握拳，运动手腕，上下摆动拳，做点头状。

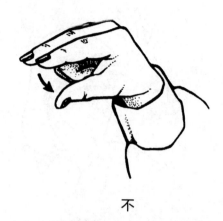

不

食指和中指并拢，与拇指对捏，做出"夹碎"
动作。

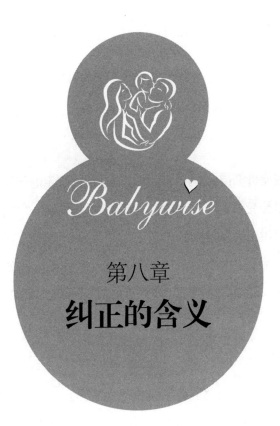

Babywise

第八章

纠正的含义

有些父母觉得，讨论如何纠正学步前期宝宝的行为，这实在令人难以接受。10个月大的宝宝能做出什么样的"恶意行为"，需要动用纠正措施呢？看来，人们对"纠正"一词存在误解，因为纠正、后果和惩罚这三个词经常被互换使用，好像三者含义完全相同。事实上，这三个词的意思是不同的。请看下面的关系图。

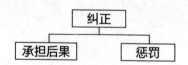

大多数针对学步前期宝宝的纠正，涉及的是非恶意行为，但是这些行为本身具有潜在的危险性或破坏性。例如，会爬的10月龄宝宝对一切都很好奇——书架上那些闪闪发亮的小雕像是什么？植物的藤蔓要扯多远才会断掉？这段楼梯通向哪里？或者，我要扔多少食物到地板上妈妈才会注意到？这些行为从实际结果来看是错误的，但这不是因为宝宝存有干坏事的小心思（宝宝将来可能会有这样的小心思，但头几年还不会）。然而，非恶意的错误行为也需要纠正。如前所述，因为宝宝当前的行为方向是错误的，纠正的目的就是引导宝宝回归正确的行为方向。纠正措施不只有鼓励，还包括与宝宝月龄特点相符的后果承担，但绝不包括惩罚。绝不能惩罚你的宝宝！

承担后果和惩罚是纠正的两个子概念。与承担后果密切相关的是具体行为，而与惩罚密切相关的是信念体系。10个月大的宝宝反复把同一个玩具扔出游戏床，就是为了让妈妈帮他捡回来，他是在学习玩"妈妈去拿"的游戏。反复扔同一个玩具的孩子，在这次的游戏床时光里就得不到这个玩具了，这样他就会认识到自身行为的后果——玩具不会回来了！

而惩罚的目的是在给错误的行为标注价码，也就是需要为错误行为付出高昂的代价。但是，只能对涉及道德是非的错误行为动用惩罚手段。因此，在宝宝年龄足够大、能够理解是非概念之前，不适合使用真正的惩罚手段。是非概念出现在道德观形成之后，即3岁左右，所以，你不应该惩罚婴儿。学步前期和学步期婴幼儿会做出很多不安全、不明智的事情，因此，在宝宝5~12月龄时，斗争的焦点不在于道德是非，而在于宝宝的健康、安全，并保证宝宝的行为在正确的轨道上。为了达到这些目标，父母可以通过让宝宝承担行为后果来训练宝宝。

上面我们对比了纠正这个大概念以及承担后果和惩罚这两个子概念之间的区别，接下来让我们来探讨，对这个年龄组的宝宝而言，常见的具体的清醒时间活动及挑战。

高脚椅里的挑战

清醒时间的挑战可能出现于一天内的任何时段，但发生于宝宝坐在高脚椅里的时候较多。虽然下面所列的各种不当行为有所不同，但是针对这些不当行为的纠正措施往往是相同的。高脚椅里的常见不当行为如下所列。

- 掀翻盘子
- 故意把食物扔在地上或到处乱抛
- 玩食物
- 用脏手抓头发
- 用力敲打托盘
- 站在高脚椅里
- 弓背
- 嘴巴"噗噗"地向外吐食物
- 尖叫

上面列出的各种行为有两个共同点：一是都发生于喂养过程中；二是都发生于宝宝坐在高脚椅里的时候。既然你不可能选择不让宝宝吃东西，就必须战胜高脚椅里的挑战。让我们以掀翻盘子和坐在高脚椅里故意往地上扔食物为例。

训练——不要事后训练

父母应该把手指食物直接放在洁净的高脚椅托盘上，或是放在盘子里。如果放在盘子里，所有宝宝早晚都会禁不住好奇心的诱惑，做出一个共同的尝试，那就是把盘子翻转过来。这样做家里的小狗可能高兴了，但是对妈妈来说可不是好事。宝宝的这个行为就需要纠正，但是哪种纠正措施适合这个月龄的宝宝呢？以下提供4个选择。

口头纠正。用你的声音来引导你家的小不点儿，说话时语气要坚定但又不严苛。有时候你有必要提高音调，以便能立即吸引宝宝的注意力。你需要明确的是，严肃、紧迫的语气不等于严苛。在进行口头纠正的同时，你的手或手指应放在或指向宝宝做出违规行为的部位。举个例子，如果你家的小不点儿故意从高脚椅上往地上扔食物，你要握住宝宝的小手，把他的手从食物上拿开，同时说："马修，不！不要丢食物！"如果马修的小嘴巴在往外吐食物，用你的手指轻压宝宝的嘴唇，同时语气坚定地说："马修，不！食物应该在嘴里。"如果马修的小手想要触摸客厅里被你列为禁止触碰物品的东西，以上原则同样适用。

轻至中等力度捏手。这个方法被证明非常有效，因为即使是轻度的不适感，也能快速吸引宝宝的注意力，效果比其他任何方法都要好。捏手的意图不是让宝宝感到疼痛以达到惩罚目的，而是为了成功地吸引他的注意力，这样才能按照父母对他的合理期待来对宝宝加以训练。稍微用力捏手以获得宝宝的注意，不会给他造成心理伤害，不会影响他的自尊心，不会让他养成打别的小孩的习惯，不会让他学会动用暴力，也不会导致他成年后虐待自己的孩子。教育工作者经常容易陷入极端思维，然后有意识地避免不必要或让人不舒适的纠正措施。社会依靠父母为孩子灌输健康的自我约束意识，这个过程并不像有些人说的那么难。

失去特殊待遇或玩具。取消餐后甜点等相关特殊待遇，或是拿走宝宝最喜欢的餐后玩具，这种方式是一种有效的训练手段。采用这种方式的目的是强化口头指示。举个例子，假设你的宝宝现在13个月大，能清楚地理解"请"是什么意思，以及妈妈的期待是什么。他指向自己想要的物品，但是拒绝用手语或口头语言表达"请"，那就不把这个物品递给他，直到他服从为止。得不到自己想要的物品是他自主控制的决定所造成的后果，这也会成为强烈的驱动力，推动他服从你。

隔离在婴儿床或游戏床里。隔离能让宝宝停止冲突行为或是离开冲突发生的场所。你的宝宝可能因此而哭闹，但是他很快就会构建自己的作为（或不作为）与你的指示之间的联结。隔离一段时间后，尝试把他放回高脚椅里，或是刚才冲突发生的场所，看看他是否已经吸取教训。如果他已经学会了，用夸奖的话语来鼓励他；如果他仍没有学会，明天继续进行训练。

需要提醒的是，对于学步前期这一发育阶段来说，传统的打屁股手段不是适宜的纠正方式。父母可以通过口头纠正、捏手、取消特殊待遇和适当隔离等方式，获得需要的结果。

◎ 小 结

不管挑战发生在进餐时间还是游戏时间，有一件事是肯定的：保持宝宝需要承担的后果的即时性和一致性。这样做能使宝宝的学习进程加速。过去，教育者担心的是父母对孩子过于严苛，现在，我们担心的是父母对孩子过于纵容，不能及时推动孩子去学习基本的生活技能，比如及时激发孩子的自我控制能力。

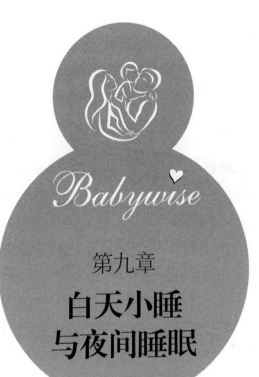

Babywise

第九章

白天小睡
与夜间睡眠

《婴幼儿睡眠书》中说过，婴儿无论做什么，都是出于本能。经过父母的正确训练，宝宝实际已经具备睡整夜觉的技能。本章集中介绍关于睡眠相关活动和数次睡眠过渡的内容。本章后半部分将会解答5~12月龄宝宝最常见的睡眠问题，包括白天小睡和夜间睡眠。

睡眠过渡

　　前期建立起来的具有规律性、可预知的"喂养—清醒—睡眠"生活节律与稳定的睡眠模式密切相关。但是，如果宝宝的喂养或清醒时间多次受到干扰，他的睡眠模式就会相应地发生变化。喂养时间和睡眠时间始终保持一致，就可以避免这个问题的出现。睡眠是宝宝生活中的一个重要组成部分，事实上，宝宝的整个学步期都是如此。

放弃下午后半段的小睡

宝宝白天也需要休息。对于采用父母引导式育儿法的父母来说，睡前程序相当简单。小睡时间到了，就让宝宝躺下睡觉。在接下来的12个月里，变化不会太大。采用父母引导式育儿法的5月龄宝宝平均每天小睡2次，每次睡1.5~2小时，此外，他会在下午后半段短暂地打个小盹儿。到了6~8月龄，随着清醒时间的延长，宝宝的睡眠需求会有所下降，夜间睡眠时间达10~12小时的宝宝尤其明显。如果宝宝24小时内睡眠过多，他大脑中的睡眠中枢就会发出唤醒信号。这时你就知道，宝宝准备好放弃下午后半段的小盹儿了。这个阶段宝宝常见的具体表现包括以下3个。

（1）宝宝开始夜醒。

（2）宝宝早上醒得特别早。

（3）宝宝在白天的1次或2次小睡中经常早醒，可能一觉只睡45分钟。

需要提醒的是，以上表现不仅仅与睡眠过渡有关，出现同样表现的可能原因还包括饥饿、生病，以及出牙。在针对某一原因采取措施之前，要先将所有可能性都考虑到。如果你确定宝宝的表现与睡眠过渡有关，第一步是取消下午后半段的小盹儿。在这次睡眠过渡期间，可能还需要延长上午的清醒时间，方法是把上午的小睡时间提前30~45分钟。

之后，宝宝会保持每天小睡2次的规律，直到下个睡眠过渡期——通常发生在15~24月龄——到来，到那时，他上午不再小睡了。

宝宝小睡早醒还有其他原因，可能该添加辅食了，可能尿布脏了，也可能胳膊或腿卡在婴儿床护栏的缝隙间了，这时父母需要运用自己的判断力来找出原因。你可以重新快速浏览《婴幼儿睡眠书》第六章，那里讨论了宝宝睡眠紊乱的各种可能影响因素。

如果你无法明确判断宝宝早醒的原因，试着轻轻拍一会儿宝宝的背，让他知道你就在他身旁，使他安心。你也可以把宝宝抱起来，轻声安慰他。在烦躁的时候听到父母平静的声音会使宝宝变得安心。等到宝宝安静下来后，轻轻地把他放回小床上。如果回到床上后，宝宝又哭闹起来，可能这次小睡宝宝已经睡够了。如果你结束了宝宝今天的这次小睡，只需要重新调整今天其余时间里的安排，然后观察宝宝明天的睡眠时间如何。

疲劳的宝宝

困乏的宝宝通常好好地睡上一小觉后就能恢复正常的睡眠需求，至少24小时内的睡眠需求能够恢复正常。疲劳的宝宝与困乏的宝宝不同，他们一方面拒绝睡觉，另一方面又存在睡眠周期中断的问题，对这类宝宝要特别关注。如果你的处理方式是让宝宝长时间醒着，到了小睡时间也任由宝宝不睡，那么问题只会越来越严重。如果你不回应宝宝的哭闹（疲劳导致的合理哭闹），而是试图强迫他睡觉，相信你很快就会崩溃，而宝宝也得不到帮助。

让我们来看看这一挑战的独特性和它发生的情境。对采用父母引导式育儿法的家庭来说，健康睡眠包含两大要素：一是宝宝能睡整觉，中间不醒；二是宝宝能在自己的小床上睡。为了做到这两点，大多数父母都不愿放弃对宝宝的训练。的确，这两大要素都很重要，但是为了恢复宝宝的自然睡眠节奏这个长远利益，必须暂时放弃一个。

婴儿疲劳与成人疲劳十分类似。大多数人都应该知道，疲乏到失眠是怎样一种感受。疲劳会扰乱我们的睡眠节奏，妨碍我们进入浅睡和深睡的自然交替模式。对于婴儿来说，疲劳可能源自作息规律连续几天被打乱，特别是小睡规律。对此，父母的当务之急是找到一种合理的解决方案，重新调整宝宝的生物钟。

如果你怀疑是疲劳阻碍了宝宝的小睡规律，而你此刻也希望帮他恢复原有的作息规律，我们建议你准备一把舒服的椅子和一本好书，然后让宝宝躺在你的怀里小睡。这一方式可以延续到第二天，到了第三天，宝宝就应该回到自己的小床上去睡了，当然也可以从第二天开始让宝宝回到自己的小床上。

这种调整能够起效，是因为它暂时解除了睡眠需求与睡眠场所之间的矛盾，让你的宝宝能获得必要的睡眠以恢复正常模式。这种睡眠调整不会形成哄睡依赖，因为这个过程只持续一两天。实际上，你所做的是帮助宝宝克服疲劳，满足他的睡眠需求。

当然，预防是一剂良药，这一点毋庸置疑。试着回想你家的"小睡神"是怎样进入疲劳状态的，因为他不可能毫无缘由地突然陷入疲劳！仅在一天内出现作息规律紊乱，是不会导致宝宝疲劳的。排查家里的活动安排以及宝宝的时间表，并做出相应的调整。

不要轻视任何睡眠问题，最佳的警觉来自良好的睡眠。宝宝的大脑在最佳警觉时间里生长和发育，睡眠不佳会对能够刺激大脑发育的神经递质产生负面影响。

夜间睡眠

6月龄时，宝宝的夜间睡眠模式应该已经非常稳定。平均每晚连睡10～12小时是采用父母引导式育儿法的宝宝的常态。在未来几年里，这一模式将基本保持不变，只是偶尔会因为生病或白天小睡调整而出现几次暂时的紊乱。

哄睡依赖以及相关问题

睡眠是身体的本能需求。婴儿需要睡眠的主要信号是困倦。一些睡眠安抚物没有什么危害，比如安抚小毯子或毛绒玩具；一些睡眠安抚行为，比如含奶瓶、含安抚奶嘴或嘬拇指，可能会使宝宝形成依赖。问题不在于宝宝上床后能否入睡，而在于宝宝中途醒来后能否不依赖安抚物重新入睡。

奶瓶

许多宝宝习惯含着奶瓶上床，依赖奶瓶才能入睡。要避免奶瓶依赖，就不要让宝宝养成抱着奶瓶上床的习惯——这样还能预防将来长龋齿。不过这不表示宝宝不能在小床上喝奶。白天的小睡时间里，如果妈妈太忙了，偶尔让宝宝自己抱着奶瓶躺在小床上，确实会比较方便。只要宝宝没有形成习惯，就不会对奶瓶产生依赖。

小毯子

要避免宝宝对某块小毯子过于依恋，就要把抱小毯子这种行为限制在床上，以及某些特殊时候，比如长途乘车的路上。不要让宝宝走到哪里都拖着小毯子。帮助宝宝认识到真正的安全感来自人际关系，尤其是与父母之间的亲子关系，而不是来自物品。

安抚奶嘴

你有充分的理由给新生儿使用安抚奶嘴，但是，宝宝满6月龄后，他的所有非营养性吸吮需求已经大幅减少。你的宝宝是否还要依赖安抚奶嘴才能入睡？如果是，应该开始帮助宝宝戒掉这个习惯了。

很显然，6月龄时开始戒安抚奶嘴会比12~18月龄时更容易。最好的方式是循序渐进地戒除。开始时，只有一次小睡不用安抚奶嘴，然后逐渐推行到另一次小睡，最后是夜间睡眠。你要有心理准备，宝宝可能会哭闹，但你要提醒自己，宝宝的哭闹只是暂时的。也可以用针在安抚奶嘴上扎一个孔，解除吸吮时形成的真空状态。真空泡让宝宝吸安抚奶嘴时感到舒适，没有了真空泡，愉悦程度就会降低，宝宝就会逐渐主动放弃安抚奶嘴。不管是6月龄还是16月龄宝宝，这一做法都适用。

突发不明原因哭闹

宝宝突然大哭着醒来，好像很痛苦，你却不知道他为什么会这样，这可能会让你感到害怕。先摸摸宝宝的额头，看看他是否有发热的迹象；再检查他的耳朵和鼻子，如果不发红，是好消息；再检查宝宝的嘴巴，看看是否有乳牙萌出。如果以上情况都没有，是不是检查就结束了？

等一等！还有一项没检查，就是宝宝的手指和脚趾。有可能是头发丝或线绳缠住了宝宝的手指或脚趾，引起止血带综合征。头发丝大多来自妈妈。宝宝在有破损的地垫上玩耍时，也可能被脱落的线绳缠住。头发丝和线绳很难引起注意，但若越缠越紧，就会截断宝宝肢体末端的血流，从而引起肿胀和疼痛。由于宝宝通常会穿袜子或连脚睡衣，所以这个问题很容易被忽略。虽然不是所有突发不明原因哭闹都是止血带综合征引起的，但是这能提醒你有必要每天快速检查一遍宝宝的身体。

学步前期常见睡眠问题解答

即使宝宝原来白天和晚上都睡得很好，但是几次睡眠中断就会让他变得非常难带。不过请放心，大多数睡眠问题都能够找到原因，并得到快速解决。父母引导式育儿法第二阶段常见如下睡眠挑战。

1. 我家宝宝6个月大，早就能睡整夜觉了。可是他现在会突然大哭着醒来。这是怎么回事？我们应该做什么？

这在5～8月龄宝宝中是常见问题。《婴幼儿睡眠书》列出了宝宝早醒的一系列具体原因，但是主要原因包括以下4种。

原因1：饥饿。这可能表示宝宝正在经历生长高峰期。如果你认为是这样，那么每天增加一两次哺乳，或是喂过母乳再补充一些配方奶，看看这样能否解决夜醒问题。早醒可能意味着你的宝宝准备好吃辅食了，或者表示你的母乳供应量已经无法满足宝宝的营养需求。

原因2：可能是下午后半段不需要小睡了。如果你的宝宝白天仍有3次小睡，他的身体可能会发送睡眠过多的信号。

原因3：出牙或生病影响了睡眠。这种情况相对容易识别，因为除了夜醒，同时还会伴有白天易激惹。

原因4：宝宝白天的作息规律是不是发生了重大变化？这周是不是很繁忙？你是不是刚换了新工作？是不是朋友、亲属或同事和宝宝玩得太开心，让宝宝错过了小睡？过度疲劳的宝宝在入睡前反而会哭闹。你的亲属是否觉得他们有责任整天抱着宝宝？你们是不是刚刚结束长途旅行回到家中？判断问题可能的源头，并据此做出相应的调整。你还要知道，宝宝可能需要2～3天时间才能回归正轨。采取措施，做你应做的一切，保证宝宝的睡眠。

2. 我的宝宝能在婴儿床里站起来了，但是还不会自己坐下，这时他就会哭。我们应该怎样处理呢？

在婴儿床里站起来，是宝宝最近新获得的技能，但这只是这项技能中的一半，另一半是从站姿变为坐姿。你可以在宝宝小睡醒来后，花几分钟时间教他怎样坐下。方法是稳稳地扶住宝宝的手，然后引导他顺着床栏向下滑动，帮助他坐下。渐渐地，他会习惯自己蹲下再坐下的感觉。如果你每次都直接帮他坐好，会延缓他的学习过程。试试从宝宝的角度来看问题：如果妈妈总是来解救我，我为什么要费力气自己坐下呢？

3. 晚上，我家宝宝的安抚奶嘴老是掉，一掉他就哭。我们应该怎么办？

也许是时候帮他戒掉安抚奶嘴了，这样可以预防宝宝和父母睡眠不足，发生睡眠剥夺。

4. 我的宝宝晚上会蹬掉小毯子，这样他就会冷，然后哭起来。我们该怎么办？

宝宝睡觉时会动个不停，很难一直盖着毯子。父母可以采取3个预防措施：睡觉时给宝宝穿得暖和些；调高暖气的温度；买一个安全的单体暖气。注意不要把宝宝放在紧挨暖气的地方，因为过热对宝宝的健康威胁比冷更大。还应引起重视的是，暖气往往会导致空气干燥，这有可能会引发婴儿呼吸道问题。

5. 我和我丈夫两周后准备外出旅行。怎样保持宝宝的作息规律，特别是在跨时区的情况下？

出发之前，让宝宝学会在婴儿床之外的其他地方睡觉。比如，白天或夜间让他在游戏床里睡。把游戏床放在客厅、娱乐间或是父母的卧室里，两侧用两块小毯子遮上。毯子可以给宝宝营造一个封闭的睡眠环境，减少干扰。如果情况允许，旅行时带上这个游戏床和这两块毯子。如果情况不允许，到达目的地后借别人的毯子和游戏床用。

如果你们的行程不超过两个时区，应该不需要刻意调整时差。如果跨过三四个时区，到达目的地后，需要调整宝宝的作息时间。具体怎样调整，取决于你们是从东往西走，还是从西往东走。如果从东往西走，白天时间延长；如果从西往东走，夜晚会提前到来。如果白天时间延长了，需要增加一次喂养，也许还有必要额外安排一次小睡。如果从西往东走，夜间上床睡觉时间应该在时差的中间点上。如果宝宝在美国西海岸时晚上7:00上床，那么对应的东海岸时间是晚上10:00，取时差的中间点，到了东海岸后宝宝第一天的上床时间应该是晚上8:30。接下来的几天，逐渐把他的入睡时间推后到东海岸的晚上10:00，并随之调整白天的作息时间。

6. 我的宝宝7个月大，每次睡前都会哭闹5～10分钟。等他再大些就会不哭吗？我的方法不对吗？

你的宝宝再大些就会不哭了。有的宝宝入睡前就是比别的宝宝爱哭闹。科学还不能完全解释为什么有的宝宝更容易烦躁，好像每天都需要哭一场才行。只要宝宝不饿，没有生病，没有身体疼痛，睡得也很好，那么睡前的短暂哭闹终将过去。

7. 我的宝宝夜间一觉连睡13小时，这有问题吗?

有问题。宝宝整觉时间长，原因通常是（但不总是）白天睡得不好，或是白天根本没睡。宝宝夜间睡得久，是因为白天积累了疲劳。要想办法让宝宝白天规律地小睡，这样宝宝的夜间睡眠时间就能调整回正常范围。夜间睡眠时间过长，可能对哺乳妈妈的泌乳量造成负面影响。如果宝宝的夜间睡眠时间长达13小时，那么一天只剩下11小时了，这么短时间内的母乳喂养不足以为宝宝补充充足的营养。如果夜间睡眠过久的问题持续存在，请尽快向儿科医生咨询。

◎ 小 结

宝宝进入学步前期后，24小时内的睡眠需求总量会逐渐减少，但是睡眠质量保持不变。一般情况下，宝宝减少的是白天的睡眠时间，具体表现是从一天 3 次小睡过渡为 2 次，然后再从 2 次过渡为 1 次。与宝宝在睡眠稳定方面取得的巨大进步相比，任何可能遇到的宝宝睡眠问题都是次要的。

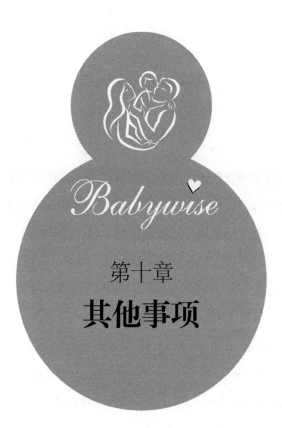

Babywise

第十章

其他事项

前面各章涉及学步前期宝宝在喂养、清醒时间和睡眠这三大方面的调整过渡，探讨了最基本的问题，还有一些次要问题，或者是涉及其他方面的婴儿期养育话题，需要解释或说明。我们按照英文字母顺序将这部分话题排列如下，便于父母查询。

- 发育水平（Achievement Levels）
- 婴儿用品（Baby Equipment）
- 宝宝防护和界限（Baby Proofing and Boundaries）
- 乳牙及口腔护理（Baby Teeth and Dental Care）
- 益智视频（Brain Enhancement Videos）
- 育婴室和保姆（Church Nurseries and Babysitters）
- 免疫接种（Immunizations）
- 微波炉与奶瓶（Microwave and the Bottle）
- 莫扎特效应和古典音乐（Mozart Effect and Classical Music）
- 游戏床的好处（Playpen Advantages）

- 睡眠与学习（Sleep and Learning）
- 发育里程碑：行走（the Walking Milestone）

发育水平

宝宝在生命的第一年里，身体发育应该达到什么水平，比如什么时候会摇手铃，什么时候能伸手去够色彩鲜艳的物品，什么时候会说"dada"，什么时候会爬，以及什么时候会走路，相关的研究非常丰富。当你对照"正常"指标来评估宝宝的发育状况时，需要考虑以下3个事实。

（1）作息规律能提高宝宝学习和处理信息的能力。重复和可预知性是学习的关键要素，因此，让宝宝作息规律并始终保持一致，是促进宝宝发育最有效的方法之一。

（2）宝宝掌握多种早期技能的具体月龄不尽相同。如果你姐姐家的宝宝9个月大时能爬上椅面，而你家的9月龄宝宝还起劲地在地板上爬，你也无须为此担心。等到了学龄期，他俩将一样会走路、会说话、会自己吃饭、会自己上厕所。

（3）在身体发育的同时，宝宝的大脑也相应变得越来越灵敏。注意不要过度关注宝宝的身体发育而忽略了其他方面的训练。为了更好地把握两者之间的平衡，你可以复习第一章的"生长因素"部分。

婴儿用品

除了游戏床和婴儿推车，最受欢迎的婴儿用品还包括 Bumbo™安全座椅、婴儿秋千、弹跳秋千、婴儿学步车和活动中心。

Bumbo™ 安全座椅

让你的宝宝有机会探索和操控各种物品，这对他的大脑发育至关重要。一个方法是让宝宝在小毯子上玩耍，另一个方法是利用Bumbo™安全座椅。Bumbo™安全座椅是来自南非的商标名称和儿童产品。如今，许多生产商都在销售各种类似座椅。

Bumbo™安全座椅造型独特，能够为正在从趴卧过渡到独坐的宝宝提供恰当的身体支撑。采用坐姿时，宝宝能够更加轻松地操控或是探索玩具，这样有助于延长他的注意力持续时间，从而延长其持续清醒时间。清醒时间越长，宝宝学到的技能就越多。

虽然产品的推荐使用对象是3～14月龄宝宝，但是，一旦宝宝能够独坐，Bumbo™安全座椅及类似座椅就不再具有明显优势。宝宝学会独坐的时间通常是6～9月龄。使用Bumbo™安全座椅，要了解几个常识性注意事项，比如：绝不要把座椅放在任何较高的地方，包括椅面、凳面或是桌面上。如果宝宝伸展背部，身体重心随之改变，座椅可能会倾翻。为了以防万一，把安全座椅放在地板上时，可以在宝宝的四周围上枕头，或是铺一块厚毯子。

婴儿秋千

婴儿秋千能让宝宝平静地自己玩耍，这样父母就能去办别的事。虽然婴儿秋千不能代替人类的身体接触——肯定不能作为拥抱的代替品，但是当别的方法都不奏效时，它可以帮助你安抚烦躁的宝宝。

与40多年前我们第一次购买婴儿秋千的时候相比，如今婴儿秋千已经发生了巨大的变化，可供选择的类型越来越多，比如一边摇摆一边播放音乐的那种。最常见的两个功能是多挡摇摆速度和可调倾斜角度。当宝宝烦躁时，把摇摆强度和速度设在较高挡位，安抚效果会更好。在宝宝情绪放松、不哭闹的时候，摇摆速度慢些安抚性更好。如果在喂养后使用婴儿秋千，调节倾斜角度这个功能会很有用，它可以缓解宝宝饱胀的胃部所承受的压力。

别忘了这个简单的事实：你的宝宝对婴儿秋千上悬挂的各种附件并不感兴趣，所以你也不需要在意。生产商往往会更多地考虑父母会买什么，而不是宝宝实际上需要什么。不管婴儿秋千上有没有华丽的附件，使用时需要注意以下事项。

首先，美国儿科学会推荐，等到宝宝能够独坐之后再开始使用婴儿秋千。但是，大多数老人会告诉你，一旦宝宝能很好地控制头部和上背部，就可以使用婴儿秋千，但是要把靠背调节到斜躺的角度，确保宝宝的身体得到了良好的支撑，并系好全部安全带，防止他滑落。

其次，使用婴儿秋千的时间不能太长，而且永远不能让婴儿秋千离开父母的视线范围。当你正在准备晚餐或是忙于其他事务，需要让宝宝使用婴儿秋千时，确保宝宝能够看到你，并保持与宝宝的互动。把你正在做的事情讲给他听，问他问题，以此来陪伴他。和宝宝说话能促进他学习，因为你的声音会让宝宝感到愉快和平静。

再次，不管是购买新的婴儿秋千，还是从朋友那里借用，一定要确保组装方法正确，底座应该足够宽，重心要足够低。虽然婴儿秋千极少出现倾翻，但是如果宝宝的身体过多地斜向某一侧，体重超过了产品的限重，或是秋千的重心落点不正确，仍然存在倾翻的可能。确保产品配有结实的腿部和肩部安全带，而且要坚持使用安全带。

最后，宝宝有时候会在婴儿秋千里睡着，但要小心别让宝宝形成哄睡依赖。到了睡觉时间，要把宝宝放在他的小床上。不过，当宝宝出牙，或是由于兴奋过度无法自我安抚时，也可以用婴儿秋千来帮助他入睡，但这只能是偶尔为之，不能作为常规。

弹跳秋千

弹跳秋千（又叫蹦跳秋千或跳跳椅）有利于促进宝宝粗大运动技能的发育，包括平衡能力和协调能力，同时还能促进血液循环。牢固地吊装在门框或拱门上的弹跳秋千能为宝宝提供大量锻炼和娱乐的机会。不过，与婴儿秋千一样，要设置合理的使用时间限制，同时绝不要让宝宝在无人看护的情况下一个人待在弹跳秋千里。

婴儿学步车

移动式婴儿学步车的相关健康风险，远远大于它所能提供的潜在益处。据统计，每年有14000名婴儿因使用学步车而住进医院，美国儿科学会呼吁禁止销售此类婴儿用品。如果你仍然选择给宝宝使用学步车，一定要格外谨慎，在任何情况下都绝不能让宝宝离开你的视线。让学步车远离楼梯、家中的各种线绳和地板上的电线，还要远离任何带有活动部件的物品，如夏天用的电扇和冬天用的暖风机。

活动中心

很多婴儿健身架能发出有趣的声音，能播放音乐，会亮起明亮的灯光，因此，它们也是互动式学习中心。对你的宝宝来说，ExerSaucer®等静止式活动中心优于上面提到的学步车。（ExerSaucer®是众多此类品牌之一。）活动中心的外形类似学步车，但是它没有安装轮子，所以宝宝没有办法利用推力来移动。把宝宝放在活动中心的中央位置，他可以坐着、站着，还可以转动身体，他可以研究、触摸和探索产品上面的响铃、摇铃，以及各种供宝宝自娱自乐的色彩亮丽的小机关。

宝宝防护和界限

一旦宝宝会爬、会站、会四处活动了，就有必要设置一些禁区，禁止他勇于探索的小手去触碰一些物品。宝宝可能还无法理解你的指示背后的原因，但是在这个发育阶段，他的确能够理解"不"或"不碰"的意思。

宝宝安全防护与居家防护是不同的。在你的家中进行宝宝安全防护，意味着重新布置你家的生活空间，以便永远都不会将宝宝置于不安全的情境中。一旦出现不安全的情形，你就不得不对宝宝说"不，不能碰"，从而限制了宝宝的自由探索。倡导宝宝安全防护的人士相信，无论当时情境如何，父母对孩子的任何约束或口头限制，都会妨碍他未来的学习能力。当然，这只是猜测，并没有相关研究支持这一观点。

作为对比，居家防护的意思是为宝宝的活动范围设置合理限制，等到安全问题不再是首要关注点时，再逐渐放开，让宝宝自由活动。居家防护还有一层道德含义。当你的宝宝学会尊重自家客厅里的物品时，当他进入邻居家客厅，乃至更大范围的社会中时，也能发挥同样的自我控制能力。

界限训练的实操方法

所有2岁以下的宝宝都生活在"我"的世界里。因为生活中还涉及有形资产，所以你需要为宝宝设立界限，让他把局限的世界观从自我转移到他人身上。既然他今后都要生活在这个世界，那么就应从现在开始培养相关意识，别忘了：良好开端，成就未来。

快满1岁的宝宝界限意识更强一些。茶几上放着爸爸的钓鱼

杂志，这对他来说是一种诱惑。是拿起杂志玩玩，还是移开他的
小手？他可能会选择移开小手。怎样让学步前期的宝宝做到这一
点呢？你不需要重新布置家里的环境（宝宝安全防护），而要教
给宝宝哪些物品可以自由触碰，哪些禁止触碰。抗拒一切限制是
宝宝的本能，但是，如果父母采取以下合理措施，就能把宝宝的
反抗降到最低。

（1）始终一致。如果今天某个物品禁止触碰，那么明天应
该同样对待。如果你将来需要禁止他做某件事，现在就不要允许
他做。

（2）采取必要的防护措施。在宝宝能够到的区域里，不要
存放贵重、易碎和危险物品，将它们挪到安全的地方去。低处的
柜子需要安装安全锁，书架要固定在墙上，摆件和其他易损物品
要放在宝宝够不到的地方。父母应该采取措施，确保宝宝的生活
环境是安全的，这一点非常重要。保证婴幼儿在家中的安全，与
在家中进行宝宝防护不是一回事。

（3）限制宝宝的玩耍区域。如果你的宝宝喜欢玩马桶，那
么你应该关上卫生间的门，并使其时时保持关闭状态。限制玩耍
区域能够避免许多不必要的麻烦。

乳牙及口腔护理

出牙开始于第一颗乳牙冲破牙龈萌出之时。出牙不是病，而
是正常生长过程中的一步。出牙可能开始于4~8月龄之间的任何

时候，但是大多数宝宝在6月龄左右萌出第一颗牙齿。一旦第一颗小牙已经萌出，其他乳牙就会有规律地陆续前来报到。最先萌出的是两颗下门牙，然后是两颗上门牙。12月龄左右，两颗上侧切牙萌出，接着是两颗下侧切牙。第一磨牙通常会在13月龄左右萌出。

对于一些宝宝来说，出牙可能是一夜之间的事，没有任何疼痛感。但是大多数宝宝出牙前会出现牙龈疼痛和肿胀，会感到一定程度的不适。你可能会注意到宝宝爱啃咬玩具，因为这样做能够缓解牙龈受到的压力。这时大多数宝宝比平时爱流口水，更易激惹，或是食欲有所减退。以上症状通常出现于出牙前3～5天。一旦牙齿冲破牙龈皮肤，不适症状会立即消退。

最好能在第一颗乳牙萌出后，马上带宝宝去看牙医，至少要在宝宝满1周岁前带他去一次。这非常重要，因为早期评估和早期教育是预防口腔疾病的关键。牙医会评估宝宝的龋齿风险，并告诉你怎样有效且安全地为宝宝清洁牙齿。早点去看牙医，还有利于宝宝习惯口腔诊室的环境。

儿童早期的严重龋齿破坏性极大。在一些病例中，龋齿非常严重，以至于等到宝宝获得医生的评估后，需要进行全身麻醉才能安全完成所需治疗。因此，预防是十分关键的！

清洁牙齿和预防龋齿

第一颗乳牙萌出后，就要开始为宝宝清洁牙齿。用湿纱布轻轻擦洗已经萌出的牙齿就可以了。市面上有规格适合婴儿的牙刷出售，但是婴儿牙刷不是必需品，这时候也不需要使用牙膏。坚持为宝宝清洁牙齿，每天至少2次，晚上睡前那次尤其重要。

绝不要让宝宝含着奶瓶或学饮杯上床睡觉，除非里面装的是白水。美国儿童牙科学会（American Academy of Pediatric Dentists，AAPD）推荐，等到宝宝过完1岁生日后再开始给他喝果汁，而且只能让宝宝在清醒时间用杯子喝。婴幼儿时期患有龋齿的宝宝，恒牙期也更容易出现类似问题。要早早养成良好习惯，比如每天为宝宝清洁牙齿2次，限制宝宝摄入果汁和甜味零食，以及定期带宝宝看牙医。培养良好习惯，成就一生健康。

益智视频

有的父母认为，他们可以像熟食店大师傅塞香肠一样，把知识填入婴儿快速发育的大脑中去！每天让你的宝宝坐在电视机前看一段"激发大脑潜能"的视频，或是教8月龄宝宝学习数学或斯瓦希里语，培养不出第二个爱因斯坦。远远不能！如果不赋予事物意义并建立良性的学习机制，单纯的信息轰炸没有任何意义。

以婴儿父母为营销对象的早教视频已经遭到强烈抗议，投诉被正式递送到美国联邦贸易委员会（Federal Trade Commission，FTC）下属的负责处理虚假广告的分支机构。研究结果有力地证明了，看电视会妨碍婴儿认知发育、规律睡眠的建立、与父母的互动，以及对创造性游戏的参与。看电视还可能会形成习惯，对年龄较大的儿童来说，这与儿童期肥胖和学习表现差有一定关联。

刊载于2007年8月8日版《儿科学杂志》（*Journal of Pediatrics*）的几项研究证实，宝宝看婴儿早教视频的时间每增加1小时，他的语言发育水平就会相应地降低一个档次。与婴儿期没看过视频的儿童相比，婴儿期观看视频的儿童在标准化词汇测试中的得分相对较低。美国儿科学会建议，不要让2岁以下的儿童通过电视或其他屏幕看节目，包括不要让他们看电脑图像。

在一线教育工作者中几乎没有争议的一点是，儿童的学习能力与大脑对信息和刺激的反应密切相关。刺激有利于激发思考、想法和反应。在宝宝的一日生活中为他安排专门的学习机会，能为宝宝的学习过程提供帮助。但是随机地用图像和信息轰炸宝宝的感官，反而会阻碍宝宝的学习进程。无论产品如何宣传、做了什么承诺，彩色视频动画提供的都是被动式单向学习机会，并不适合学步前期宝宝的大脑。屏幕上充斥着色彩缤纷、切换快速且不断跳动的图像，不仅不利于大脑组织信息，还会妨碍宝宝大脑的发育。

所有儿童都需要与父母进行双向式人际互动，婴儿尤其如此。宝宝需要在拥抱、哺乳或游戏的时候，听到你的声音，参与对话，听你给他唱歌。比起看电视，在与父母和一些实体事物互动时，宝宝的大脑表现得更为活跃。面对面的实物刺激能够调动宝宝的更多感官，包括视觉、听觉、嗅觉和触觉，从而更好地促进大脑组织能力的发展。而且，在父母的怀抱里就是处于受保护的环境，这能让宝宝感受到温暖和被关爱。

要多跟宝宝说话。喂食、做游戏、穿衣服、散步或是乘车的时候，都要和宝宝说话。使用正常的语言，而不是儿语。坚持每天给宝宝读书。通过"躲猫猫"和拍手游戏等婴儿亲子游戏来激发宝宝的记忆能力。请宝宝的哥哥姐姐和祖父母积极参与宝宝的互动。你还可以为宝宝提供符合其月龄特征的玩具，这有助于促进宝宝手眼协调能力的发展，积木就是有益的玩具之一。事实上，任何鼓励宝宝动手的安全玩具都是可以的，甚至连干净的锅垫也能充当玩具。

在婴儿的学习过程中，成人的参与是不可或缺的，父母的角色是不可替代的。婴儿早教视频是个矛盾体。屏幕上的图像不停地移动，这些信息让宝宝很难以有秩序的方式处理。而且，如果还不具备相关理解能力，宝宝是无法把这些图像与任何事物联系在一起的。这是有关儿童发展的一个事实：在视频输入过程中，大脑的反馈活动越少，大脑对信息的组织力就会越弱，宝宝将来存在学习障碍的可能性就越大，包括缺乏注意力和专注力。

育婴室和保姆

育婴室和日托中心的工作人员通常都很忙，他们需要同时照顾多个宝宝，因此，他们无法记清每个宝宝各自的喂养规律。我们建议父母在育婴室留一份加餐，或是一瓶水、配方奶或母乳；让工作人员根据自己的判断来决定是否喂给宝宝。当宝宝出现日常规律之外的需求时，怎样做对宝宝最好？

如果宝宝的作息规律已经非常稳定，在育婴室中度过几小时不会打乱宝宝的规律。等到你带宝宝回家后，再做出适当调整就可以了。这就是建立稳定规律的益处，它既能让你们在必要的时候拥有一定的灵活度，又能让你们的日常生活以最顺畅的方式进行。

与同时照顾10个宝宝的育婴室或日托中心的工作人员不同，到你家中提供服务的保姆（或是她在家中同时看护少数孩子）更容易遵循你家的日常规律。如果你的宝宝由保姆照顾，写下宝宝的作息时间表，让保姆清楚地了解自己需要做的事，这样你们的合作会更加顺畅，这对所有人都有好处。

免疫接种

儿童可以免受脊髓灰质炎及其他致命疾病的伤害，是当代人最大的福祉之一。医学研究已经为我们提供了有效的免疫接种手段，让身体能够积累足够的抗体以抵抗疾病的侵袭。但是，如果你的宝宝从来没有接种过疫苗，疫苗也就无法造福于你的宝宝。父母有责任确保自己的宝宝能够获得完全的保护。美国推荐普遍接种的疫苗有8种，预防的疾病包括脊髓灰质炎、白喉、百日咳、破伤风、风疹、腮腺炎、麻疹、肝炎和B型流感嗜血杆菌（Hib）。大多数儿科医生会建议宝宝出生后2个月内开始常规的免疫接种程序。

向儿科医生索要最新免疫接种时间表，因为随着更优质疫苗的问世和相关研究的进展，免疫时间表可能会调整。确保你的宝宝按时接种疫苗。如果你对某一种疫苗存在担心或是有任何问题，及时向儿科医生咨询。与互联网聊天室和介绍免疫接种优缺点的网络文章相比，儿科医生是更可靠的信息来源。

微波炉与奶瓶

如果宝宝吃的是配方奶，父母一般都会想到利用微波炉来加热配方奶。热奶时一定要打开奶瓶盖，让热量及时散发出去，以防止瓶体爆炸。微波炉对食物的加热并不均匀，会导致局部过热，所以加热后一定要充分摇晃奶瓶，然后滴一滴奶液在你的手腕内侧，测试温度是否合适。

对于吸出的母乳，由于温度过高会破坏母乳的营养价值，不建议用微波炉解冻或加热。正确的做法是，在碗里或小号平底锅里倒上温水，然后把母乳连同奶瓶放在里面。

不管吃的是母乳还是配方奶，大多数宝宝都会用到奶瓶，奶瓶、奶嘴的清洗和消毒十分重要。微波炉奶瓶消毒器的安全性最高，在大型婴儿用品商店都可以购买到，型号多种，价格不一。如果你家的洗碗机有盛放奶嘴和其他小部件的笼位，也可以使用洗碗机来清洗和消毒奶瓶，不过，前提是碗碟放入洗碗机前一定要擦拭干净，要求肉眼看不到残留物（也就是说，你不能把洗碗机当厨余垃圾处理器用）。冲洗环节结束后，手动甩干奶瓶和其他小部件里残留的水分，以保证洗碗机能将其充分烘干。

莫扎特效应和古典音乐

在家中播放古典音乐以促进婴幼儿智力发育，这是人们日益关注的一个话题。所谓的"莫扎特效应"，来源于1993年的一项研究。这项研究认为，听莫扎特的音乐能够提高空间推理能力，而空间推理能力的提高能够促进逻辑思维能力的发展。虽然这项研究的对象是大学生，不是婴儿，但是研究结果仍然具有参考价值。

音乐是一种独特的语言，能够绕过听者的思维，直抵其内心。古典音乐的曲式结构严谨有序，而秩序能够激发平静美好的情绪，巴赫和莫扎特创作的音乐在这一点上更为明显。人类能够在两个层面上听音乐：表面上，我们听到的是歌曲及其旋律；而较深的层面上，在比潜意识略高一点的层次上，我们能听出旋律里的逻辑，只是我们极少意识到这一点。理论上，接触古典音乐能够促进婴幼儿大脑逻辑中枢的发育，增强负责逻辑思维（如数学和复杂推理领域）的区域的功能。

虽然这一结论得到了有限的证据的支持，但是科学还无法告诉我们，婴儿能够在多大程度上理解音乐形式的逻辑表达。我们能够知道的是，秩序和规律有一种可预知性，婴儿能够理解蕴含在这种可预知性之中的逻辑。因此，通过聆听这种类型的音乐来增强逻辑思维模式，这种可能性至少在理论上有一定的道理。

游戏床的好处

在前面的章节中，我们介绍了游戏床和游戏床时光。本节将进一步探讨，阐释游戏床的诸多好处。

它能提供安全的环境。当你忙于其他事情时，游戏床是一个寄放宝宝的安全场所。让宝宝待在游戏床里，妈妈就可以趁机冲个澡，或把买回的物品从车上拿进来，或照顾家里其他宝宝，或完成其他任务——同时不必担心宝宝的安全。

它是一个便携式婴儿床。游戏床兼具便携式婴儿床的功能。当你带宝宝拜访亲朋时，游戏床尤其实用，它能够给宝宝一个清洁、熟悉的睡眠场所。

它是一个学习中心。游戏床能够激发宝宝的学习热情，因为待在游戏床里的宝宝可以沉浸在自己的小世界里不受外界干扰。那里没有让他分散注意力的事物，而且空间大小刚好合适，这些都有助于宝宝在玩耍过程中集中注意力，专注于手头的物品或正在进行的活动。宝宝可以拿起玩具，用小手摆弄摆弄，认真观察，然后再摇晃摇晃，或拆下一个部件，继续观察，之后再重复前面的过程，以测试自己的能力。探索事物运作的原理，其乐无穷，这是一种驱动力，能够提高宝宝的注意力持续时间和专注程度。注意力和专注力是高级学习过程必备的，而它们能够在游戏床时光里得到很大的提升。

当宝宝的生活作息缺少规律性和有计划的学习时间时，习得各项技能的时间将会延迟，或是学习质量将有所减损。游戏床能够为宝宝提供适宜的学习环境。

它能提高秩序性。要培养秩序性，首先要教宝宝参与整理物品。需要整理的面积越小，任务就越容易完成。开始时，可以请宝宝把几本书摆放在游戏床角落里，把一小桶玩具放在另一个角落里，或是把几件物品整齐地叠放在一起。你可以说"让我们把玩具放在篮子里"，这种简单的话语能协助宝宝完成这一过程。这样做的目的是把游戏床收拾整齐，方便下次玩耍，并且让宝宝参与整理过程。这项简单的活动能够培养秩序性，还有利于宝宝长大后保持自己房间的整洁。

合理安排游戏床时光

每天把游戏床时光安排在宝宝精力最充沛、警觉度最高的时段，不要安排在宝宝小睡前。把一两个有趣的玩具放在宝宝够得到的地方，或是把玩具放在小篮子里，然后把篮子放在游戏床里。玩具应该适合宝宝的月龄。宝宝5月龄时可能十分喜欢闪亮的蓝色手铃，但是到了10月龄对同一个玩具可能会视而不见。相关书籍会告诉你宝宝在各个发育阶段可能对哪类玩具或游戏感兴趣。

在选择玩具时，首先要明确哪些物品不属于玩具，比如，工具、马克笔、电话、汽车钥匙、隐私物品和私人物品；妈妈手提包里的耳环、钱包和口红，当然还包括手提包；爸爸口袋里的钢笔、放大镜或手表。要先考虑好，如果现在你用私人物品来供宝宝娱乐，几个月后这些物品会不会变成禁止宝宝触碰的物品。如果它们将成为不适宜的玩具，那么你现在应该允许宝宝玩吗？其实婴儿远比我们所认为的更讲道理。

如果你家的宝宝是双胞胎，让他们轮换着在游戏床中玩耍，一个上午用游戏床，另一个下午用。偶尔也可同时把他们放在游戏床里。如果你家条件允许，不时地变换游戏床的摆放位置，例如，工作日放在客厅；周末放在落地玻璃门后，让他望着哥哥姐姐在后院玩耍；天气暖和时搬到户外去。

游戏床的摆放位置应该方便你随时观察宝宝的情况，同时宝宝又看不到你。如果宝宝能看到父母，自我引导式游戏时光就会受到干扰。从根本上说，强迫宝宝在积极地自主学习和被动地观察隔壁房间里的妈妈之间做出选择，这对他是不公平的。如果你们住的是小公寓，那就发挥创造力，例如，你可以用移动式屏风在客厅或卧室里隔出一处空间来。

应该让宝宝在游戏床里玩耍多久，因他的月龄而异。在前几个月里，可以让宝宝每次在游戏床里玩10~20分钟，每天2次。等到宝宝能够独坐了，游戏床时光可以延长到每次15~30分钟，每天2次。等到宝宝会爬了，把每次的游戏床时光增加到30~45分钟，每天至少1次。等到宝宝15~20个月大时，可以让他在游戏床或自己的房间里独自玩耍长达1小时。当然，这些只是一般推荐指南，有些时候宝宝会玩得更久些，有些时候宝宝玩的时间更短些。

不要过度使用游戏床，让宝宝长时间待在游戏床里，也不要在非计划时段使用游戏床。游戏床时光应该是一项有计划的游戏，而不是全日活动。所有年龄段的儿童对界限都是既恨又爱：痛恨界限，因为界限限制了他们；喜爱界限，因为界限为他们提供了安全感。如果你的宝宝开始时好像不喜欢游戏床，你至少要坚持让他待上5分钟，等到他能够接受了，再逐渐延长时间。放心，游戏床最终会变成宝宝喜爱的一个娱乐场所。

准备一个定时器

第一次使用游戏床的时候，定时器将非常有用。不管宝宝完全能适应，还是大哭抗议，你都要让他知道：游戏床时光结束的标志，是定时器的铃声，而不是他的哭声。如果你不使用定时器，宝宝可能会哭个没完，因为他会以为是自己的哭声解救了他，而不是游戏床时光恰好结束了。

起步晚了怎么办

如果你之前没有给宝宝安排过游戏床时光，现在该怎样着手呢？开始时，每天持续时间短些，比如5～10分钟；在2～3周时间里，逐渐延长到20分钟，再延长到30分钟；1个月后，考虑把时间延长到45分钟。游戏床时光最终会变成你家宝宝乐在其中的一项趣味活动。

睡眠与学习

先从成人说起。昨晚并不是一个宁静的夜晚：狗一直在叫，一场狂暴的雷雨中断了供电，恢复供电时电流烧毁了床头的闹钟。在这个不停折腾的过程中，你始终没有下床。你不记得自己醒过，但是当你发现闹钟没响时，你猜到昨晚发生了什么。你现在脾气暴躁，一触即发，谁都想离你远点。简单地说，你昨晚睡得很差，你体内的每根神经都十分敏感，你想让遇到的每个人都知道这一点。你有没有想过，你的宝宝也可能有类似的经历？

就学步前期儿童而言，父母往往会认为非此即彼：宝宝要么睡着了，要么醒着。事实上，宝宝也存在不同程度的睡眠与清醒的混合状态。睡眠分不同程度，从完全放松的深度睡眠状态，一直到活跃的浅睡状态。清醒也分不同程度，从昏昏沉沉，到完全警觉。最佳的清醒状态与最佳的睡眠密切相关，而最佳的发展又与最佳的清醒状态密切相关。这一点怎么强调都不过分。学步前期和学龄前儿童如果缺乏健康的白天小睡和夜间睡眠，会发生"被动的慢性疲劳"。

睡眠过少对宝宝的警觉度具有毁灭性影响，这会加深他的注意力分散程度，同时降低他的注意力和专注力。宝宝会很容易分心，往往还存在多动的现象。此外，他会有更多的需求，而且无法在同一个学习环境内长时间互动。

相比之下，那些从小培养了健康睡眠习惯的儿童具有最佳的清醒状态和警觉度，乐于与周围环境互动。我们已经观察了一代从小拥有健康睡眠习惯的儿童，发现他们进入学龄期后有共同的发展轨迹。在课堂上，这些儿童更加自信，更加快乐，更容易满足，而且社交能力、创造力和积极主动性更强。他们的适应能力也更强，注意力持续时间更长，学习效率更高。这些儿童极少有平庸者，他们通常都很优秀。

在《婴幼儿睡眠书》中，我们探讨过儿童的学习能力。我们提到，父母不能彻底改变孩子的智商，但是可以促进或限制孩子智力的发育。关键因素之一是睡眠，这一点路易斯·M.特曼（Lewis M. Terman）博士在1925年的研究中首次指出。特曼博士的洞见和研究结论至今尚未受到质疑。他研究了2000多名智商较高的儿童，发现他们有一个共同特点：始终拥有健康的夜间睡眠。良好的睡眠习惯不是孩子自己的选择，而是父母的义务。

发育里程碑：行走

宝宝的活动能力最初表现为肚子贴地爬行，接下来是手膝爬行、站立、扶走，突然有一天，他迈出了人生的第一步！从此，他的世界改变了，父母的世界也改变了。行走，是一个重要的发育里程碑，它标志着宝宝的独立性迈进新时代。现在，无论他想去哪里，他的小脚丫都能帮他到达。如果他在前面走，你应该紧紧地跟在后面。

宝宝会自己走路，父母就被带入了新的监管时代，因为这扩大了宝宝的接触范围。活动能力为宝宝的世界打开了新的大门，给他带来新的机会，为他开辟了新的兴趣以及探索和冒险领域。这要求父母的监管必须是持续不间断的，因为宝宝可能四处捣乱，带来麻烦。在宝宝只会爬行时，你清楚地知道他的探索范围有限。等到他会走路后，你必须每时每刻留意他身在何处，因为他到处活动的能力和意志已经远远超出他的判断能力，他无法保证自己的安全。在这个阶段，疲惫将使妈妈比以往任何时候都需要休息。

在12～24月龄的这一年里，由于宝宝会走路、会说话、能够到处探索，妈妈需要付出的时间、精力和耐心，是宝宝一生中其他时期的数倍。在这一时期里，还会经常出现意志的冲突，因为学步前期宝宝不仅在不断地测试他的双腿，他的一双小手也勇于尝试新的体验。他的大脑发育与双腿同样迅速，自我意志与活动能力同步增长。如果你任由他自己做主，不给他道德和安全约束，这个小家伙可能会在几分钟内清空书架，用爸爸的手机接通国际电话，在鸟浴盆里喝水，在马桶里玩水，把茶几上剩下的饮料喝个精光，提着餐刀冲出厨房，在狗窝里睡觉——这些还仅仅是开始！

学步期宝宝精力充沛，看管他需要花费大量的精力和体力，就连身体最健壮的妈妈也会感到精疲力竭。如果你的宝宝是男孩，强度将更大。对于疲惫的妈妈来说，宝宝闭上眼睛睡觉的样子最可爱。有的宝宝9月龄就会走路，有的宝宝则要等到18月龄。宝宝拥有行走能力不会打乱他的作息规律，但对于宝宝一日生活的每项活动的确是个新的挑战。虽然你的宝宝即将四处横冲直撞，但是请放心，你在本书中学到的喂养、清醒时间和睡眠策略，对于你监管宝宝仍大有帮助。

◎ 本书总结

当宝宝仰起脸庞，眼里满是和爸爸妈妈一起探索新世界的惊奇时，父母从这一幕中获得的成就感是无可比拟的。学步前期剩下的日子里，你还有很多事情要做，但是你在宝宝 5 ~ 12 月龄期间奠定的基础将会坚如磐石，让你顺利迎接他的下一个生长发育阶段，成功养育 12 ~ 18 月龄宝宝。到那时，一切会再次改变，宝宝对生命意义的认识开始加速发展，父母的养育策略将更加复杂。

婴儿期即将成为过去，学步期近在咫尺。变化会带来新的紧迫感，不过你要始终牢记"良好开端，成就未来"，不要偏离这一原则。享受本阶段的剩余时光吧！

附　录

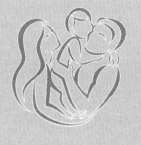

附录A

儿童语言能力的发展

任何尝试学习一门新语言的人都会告诉你，语言学习真的是一项艰巨的任务，需要花好几年时间才能达到一定的熟练程度。可是儿童天生具有超凡的语言学习能力，能够在3年左右达到完全熟练的程度，而且极少需要刻意训练，几乎不需要进行有意识的思考。父母是宝宝生长发育的范本。在这一点上，语言能力的发展与本书探讨的其他方面的发育没有任何不同。

在婴儿的世界里，只有声音，没有文字。你和宝宝说的话越多，他的大脑听觉皮质就能建构出越紧密的专用连接。宝宝听到的话语越多，他的语言能力发展的速度就越快。以下建议有助于促进宝宝语言能力的发展。

不必使用儿语。你可能会简化你的说法，改成你觉得宝宝能听懂的话，比如你可能会说："瑞安，不动，动坏坏。"儿童具备强大的解码能力，如果你说"瑞安，不要动那个，这样做不对"，宝宝（即使只有6个月大）能够通过你的语气、面部表情，以及你可能在使用的手势理解你要表达的意思。到了12～14

月龄，宝宝已经能够理解足够多的词汇，准确地猜出你在告诉他什么。儿童还具有强大的模仿能力。所以，为什么不对他说完整的句子，以便他有机会学习正确的句子结构呢？

见什么说什么。这样能帮助宝宝把词语与概念一一对应起来。虽然开始的时候他还不能理解所有词语，但是你给了他广泛地接触世界的机会。去百货商店的时候，说一说你们在买什么，接下来去哪儿，以及你们在购物通道里看到了什么。学步前期宝宝当然还不能理解每件事，但是你所做的事都是在为他的未来发展奠定基础。

多给宝宝读书。给宝宝读书，是帮助他了解新词语和新概念的好方法，还能培养宝宝的阅读兴趣。我们推荐你选择吉姆·崔利斯的《朗读手册》（*Read-Aloud Handbook*）。

等到宝宝会说话后，扩展他的话语。举例说明：假设你在给儿子洗澡，他说"船，沉"，你可以回应他说："是的，船沉到水底了。"这样说不仅肯定了宝宝的话，也为他示范了如何正确使用完整的句子。虽然儿语非常可爱，但是你一定不希望他上学前班的时候还在说儿语。

父母要放轻松，这是最重要的。不管怎样，宝宝都能学会语言，鲜有例外！不论父母做过什么阻碍宝宝学习语言的事，最终宝宝都能学会。

儿童语言能力发展轨迹

以下是儿童语言能力发展各个阶段的大致轨迹。每个宝宝都有自己的发育节奏，下面列出的月龄只是大致的。

出生至3月龄：宝宝听到熟悉、友好的声音能够得到安慰。他会对着妈妈或其他熟悉的人微笑。他会用不同的哭声来表达累了、饿了或尿布脏了。他能够发出简单的语音。

2～4月龄：他会盯着对他说话的人看，通过哭来回应愤怒的语气，听到声音会转头去寻找声源。他能笑出声来，开始发出"叭叭叭"这种重复的单一语音。

4～6月龄：他开始与周围环境互动，开始理解语调变化和语气轻重程度。他能把几个不同的语音连在一起，比如发出"吧嗒吧嗒"的声音，还会用嘴巴"噗噗"着玩。

6～9月龄：宝宝听别人说话时更加专注，能够理解"不""再见"和自己的名字。他开始模仿别人的语音和动作。

9～12月龄：宝宝开始能服从简单指示，如"不要碰""到这儿来！"，会点头表示"是"，摇头表示"不"。你盼望已久的事情终于发生了，宝宝说出了人生第一个真正有意义的单词。他开始说一种"神秘语言"（有语调变化的一串语音，听着像是问句、陈述句或祈使句）。

12～18月龄：宝宝开始理解表示熟悉的物品和人的单词，能够指认各个身体部分。他的词汇量在不断增加，开始能组合出短句子。

18~24月龄：如果你要求他指认，宝宝能够指认出越来越多的物品。宝宝开始能听懂简单的故事。

以上列出的月龄只是一般情况，表示大多数宝宝会在这一月龄期间表现出所列的语言能力。如果你的宝宝达到某个发育水平的时间推迟了一两个月，你也无须担心。儿童的发育节奏会有所不同。如果宝宝满1岁时还是不能与你互动，或是满2岁时还是一个字也不说，你应该向医生咨询。

最后，需要再次提醒的是，让2岁以下的宝宝看视频会妨碍宝宝语言能力的发展。美国儿科学会建议不让婴儿看电子屏幕，这是原因之一。宝宝大脑听觉皮质中存在相关神经回路，特定语音代表着特定单词，等到1岁时，这些神经回路已经成熟。研究表明，儿童2岁前听到的单词量越多，长大后他的词汇量越大。同时，宝宝接触单词的方式与单词量同样重要。父母与宝宝的交流中包含了情感，而且这种交流具有双向性，因此效果是让宝宝看视频无法比拟的。

附录B

宝宝的人格构成要素

　　大自然很善于教导父母。可以观察一下园丁是怎样栽培植物的。他没有创造花朵，没有创造花瓣，也没有创造开出花瓣的那根花茎。他无法单凭一己之力让植物生长。他既不是植物的创造者，也不是植物的设计师。生命和美的力量来自植物内部。园丁了解环境，他知道需要何时修剪、整枝和施肥才能让植物开出美丽的花朵；他知道需要多少光照、多少水分才能让每朵鲜花完全绽放。但园丁既不是植物的生命，也不是植物生命的来源，他是面前这个生命的养育者。

　　把你的宝宝想象成渐渐绽放的美丽花朵。作为父母，你的角色是花朵的养育者。慈爱的父母给予宝宝呵护，父母对宝宝的影响超过了所有其他外在因素。父母不仅是宝宝的养育者，还是守护者，在宝宝生命的建构中发挥着极大的影响力。鉴于父母在宝宝成长过程中发挥的实际作用，我们将父母视作慈爱的导师。

　　我们知道，进入学步前期，宝宝已经表现出自己独特的行为方式。他的脑子里只有此地和此刻，没有明天的概念。你很难说服他控制自己，他也不寻求未来的利益。宝宝还不理解"省一分就是赚一分"这个概念，他对此也不感兴趣。育婴室里的小伙伴们也会一致赞同，"为打翻的牛奶而流泪"是口渴时的必要举措——毕竟只有大哭才能更快地喝到一瓶新的牛奶！

当宝宝从学步前期逐渐过渡到学步期时，他首先关注的是具体事物，而不是抽象概念。对正义、仁慈和真理等美德，他还毫无概念，但是当别人向他解释时，他能够理解这些美德。宝宝在自己的行为和不断增强的口头语言中，表现出来的是以自我为导向的愿望，而不是社会价值观。不过，几年后这些状况将会发生改变。

显而易见，虽然成年时期与儿童及青少年时期十分不同，但一切都完全建立在父母为孩子提供的早期训练的基础之上。你要确保宝宝从一开始就做好充分的准备，以便他能够安全地到达人生旅途的各个车站。为此，你需要首先了解，你家屋檐下这个即将学会爬行的小不点儿有哪些特点。

哪些要素构成了宝宝的人格？既包括你无法控制的先天因素，比如天性、遗传特征、气质和秉性，也包括受你的理念影响的因素，如后天养育、教育、环境，以及新形成的价值观和目标等。

此外，新的变化也会伴随宝宝的生长发育而出现。随着体格的生长，宝宝的大脑也在不断发育，他与他人之间的互动也逐渐增加。以上所有因素加在一起，构成了宝宝的人格。

为了让你做好思想准备迎接宝宝未来的发展，我们来看一看遗传、环境和人格在宝宝人生中的作用。

宝宝人生的三大决定因素

小乔伊喜欢挥舞木棒，20年后他会参加大学生全明星赛事？阿比喜欢往脖子上戴丝巾，她将来注定会踩着妈妈的脚印成为时尚设计师？这些猜测是不是太牵强了？不完全是。我们都处于遗传、环境和人格的影响之下。19世纪，来自达特茅斯学院的霍恩（Horne）教授在他的著作中，曾用简单的话语描述了三者之间的关系。

（1）遗传赋予潜能。

（2）环境提供机会。

（3）人格发挥潜能、利用机会。

上述力量共同作用，塑造了我们所有人的人生。霍恩教授还说过："儿童的成长部分是天生的，部分是外在因素打造的，部分是自我成就的。"我们相信，这是对人生的精确评价。据说，遗传决定着你的宝宝有潜力做什么，环境决定着他实际上能做到什么。负责监管这三大要素的是宝宝生命的监护人——爸爸和妈妈。

遗传

受孕一旦发生，先天遗传特征便无法改变。如果你的外祖父左耳朵后缘外翻，你妈妈的左耳朵也是这样，你的左耳朵也与他们惊人地相似，那么你猜怎么着？你的宝宝多半也会长着"外祖父的耳朵"，与你们一看就是一家人。有些遗传特征可能不是肉眼显见的，却也同样能清晰地感觉到。在你宝宝的性格里，是否有某个你不喜欢的特质？看看你家门厅里悬挂的家族合影，哪位亲属在里面暗暗发笑呢？很可能他就是你的宝宝这一特质的源头。

宝宝的基因二分之一遗传自父母，四分之一来自祖父母、外祖父母，八分之一遗传自八位曾祖辈。每代人的遗传特征都分为两类——固定性遗传特征和可塑性遗传特征。固定性遗传特征不受后天因素的影响，可塑性遗传特征受后天养育过程的影响极大。

如相貌特征，红头发、绿眼睛、短胳膊、大耳朵、翘鼻子、酒窝等，是固定性遗传特征，先天什么样就是什么样，直接取自基因库。你是否曾经迷惑于宝宝的鼻子到底哪里来的基因，为什么在双亲的脸上看不到这个特征？雷吉娜姨妈说："你家宝宝的鼻子像妈妈那边的法比奥舅舅。"家族基因树上总是隐藏着惊喜。

遗传还会赋予宝宝可塑性遗传特征，这些是偏好、倾向和潜能。智力潜能、天赋才能和超常天赋都具有可塑性。这意味着，遗传方程的这一端明显受到后天环境的影响。这也是为什么遗传决定着宝宝有潜能做什么，环境决定着他实际上能做到什么。

我们有两位朋友极具音乐天赋和音乐才能。他们会演奏多种乐器，包括竖琴、钢琴、小号、吉他、长笛、长号、圆号和双簧管。他们的孩子遗传了什么？不是父母的音乐知识，而是擅长欣赏的耳朵，以及音乐天赋、潜能和兴趣。在这个案例中，天生潜质遇到适宜的环境，打造出具有多方面音乐才能的儿童。遗传天赋也需要后天培养。天赋是美丽的种子，如果没有适宜的后天环境，就像冻土里的豆荚，会在地下沉睡，等到条件适宜时才会绽放花朵。遗憾的是，与自然季节环境相比，人为环境具有不可预知性。

对你和你的宝宝来说，这意味着什么？如果想通过后天养育环境来激发宝宝的先天潜能并使其得到最大化的发挥，需要父母做三件事。

首先，你需要有意识。在艾佐家族这一边，加里的父亲是一位有才华的音乐人。他会演奏多种弦乐器，钢琴也弹得行云流水。他有三个儿子，只有其中一个遗传了父亲的音乐才能，这个人不是加里。在第二代人中，当加里和他的妻子安妮·玛丽养育他们自己的孩子时，他们知道孩子们可能具有音乐天赋。但是，可能不等于一定，他们很快就意识到，非凡的音乐天赋并没有遗传到自家子女身上。

这里强调的是有意识。艾佐夫妇知道家族中存在音乐才能遗传的可能，因此，他们创造了有利的后天环境，以便判断他们的子女是否遗传到了音乐才能。如果他们的子女遗传了音乐才能，他们会积极回应这个机会，让孩子从小学阶段开始上正式的音乐课。

你的家族里有哪些遗传天赋？回溯到上两代，即父母和祖父母，列出各种可能的天赋才能。和你家的直系亲属，以及堂哥堂姐、表哥表姐聊一聊。外祖父是不是有一双巧手？妈妈是不是缝纫高手？有没有哪位叔叔是数学天才？有没有哪个姐姐词汇量极大，非常具有创造力？了解家族谱系里的遗传天赋有哪些。你可能会发现家族里有人有收藏癖，终于可以解释为什么比利碰到什么都要收藏，纸片、丝带和小石子统统都不放过。

其次，在培养"全面发展"的同时，最大限度地激发宝宝的遗传潜能，而不是仅仅培育单个特征。如果你的宝宝已经初露伦勃朗、莫扎特、伽利略或爱迪生的特征，那么恭喜你。但是，他能独自玩耍、自娱自乐吗？他能与其他孩子友好相处吗？你家的小天才会踢球吗？他能够温柔地对待他的小妹妹吗？不要重复谢勒德妈妈犯下的错误。谢勒德是史努比的故事系列漫画里的一个人物，他所有时候都伏在一架钢琴上，沉浸在自己的音乐创作中。

虽然父母的负面态度可能导致不健康的结果，但是"望子成龙"的想法破坏性最大，影响也最为深远。父母想象出一个完美的孩子，并把孩子限制在狭窄的兴趣范围内，结果是，满足父母望子成龙愿望所带来的精神压力，再加上缺乏正常的童年生活，反而会妨碍孩子发挥遗传潜能，更有甚者可能会摧残他的潜能。

最后，如果没有基本的生活修养作为基础，遗传天赋这一珍贵的礼物就无法得到充分发展。如果你家潜在的小作家从来没有养成阅读所需的专注力，他又怎么可能写出最新、最伟大的小说呢？如果你的宝宝从来没有学会安静地坐着，集中注意力，那么练琴就会成为亲子斗争。是的，这也涉及在游戏围栏内的时光，安静地坐着，发挥专注力，集中注意力。

所以，关于遗传天赋，基本要点是：儿童需要首先具备学习能力，然后才能开始学习过程；而且只有他的生物时钟说时间到了，他才能取得成就。换句话说，如果孩子不具备相应的自我控制和自我管理能力，他就无法掌握任何技能。这意味着，不管你的宝宝拥有哪种超常天赋或是先天才能，不管他继承了家族中的哪种遗传天赋，都离不开后天培养，而且是在童年期全面发展以及儿童期得到适宜训练的前提下。否则，即使这份天赋被发现，最终也会遭遇学习停滞，此后再无长足进展。记得前面园丁的类比吗？把优质的种子撒在贫瘠的土壤里，只能长出矮小的植物。我们的宝宝也是这样。那么，接下来让我们来探讨宝宝成长过程中的学习环境。

环境

不管是遗传还是环境，宝宝都是接受者。在环境因素中，家庭的影响力首当其冲。在宝宝可塑性最强的几年里，父母为他提供了生活的环境。自由放养型养育的缺点（如果不能说失败之处的话）在于，它没有意识到教育能够培养一个人的习惯，并且能够在此过程中为遗传天赋提供适宜的刺激。遗传的优秀特征不是总能找到健康、滋养的环境。如果优秀的潜能得不到适宜的环境，轻则无法激发孩子的全部潜能，重则可能留下跨代灾难。父母从这一事实中能意识到什么呢？决定你养育方式的那些理念，将会影响未来几代人。这也是要再次提醒你的：良好开端，成就未来。

人格

精力旺盛的诺亚干什么都是惊天动地的。他会满面笑容地冲进房间，给奶奶一个热情的大拥抱。他会跳到屋子中间，开始即兴表演，逗得他的观众开心不已。谢幕时再掀高潮，他会滚着出门作为退场。可是当妈妈叫他过来坐在她身边时，他会大哭，而且会坚持到底，绝不让步。他的烦恼和抗拒都是激烈的。这种夸张的、剧烈的风格是不是表示他属于易怒型气质，或者这是不是他人格的一部分？气质和人格的区别是什么？

我们来分析一下。在当代儿童发展理论中，"人格"是最具歧义的用语之一，对不同的理论学家来说，这个词代表着不同的含义。我们可能都听过这句话，"有其父，必有其子"，这暗示着人格是遗传的，是无法改变的，但其实不对。

为了与前文保持一致，我们提供了一个人格的极简定义。人格由三个变量共同构成：遗传、环境和气质。气质（人格原型）指的是性格特征的总体类型，这极大地影响着宝宝的觉知和反应。你可以这样简单地理解气质和人格的区别：气质特征是与生俱来的，而人格特征是先天和后天共同作用的结果。在宝宝的人格构成中，遗传是基因赋予的部分，环境是家庭和社会附加的部分，而气质是宝宝自己贡献的部分。

如果这听起来让人感到困惑，那么下面这一点会让你松一口气：你最不需要操心的就是孩子的人格。人格是影响我们生命过程的所有因素的总和，它不是一个明确的、具体的属性，它是一个人整体行为的性质。如果你不改变其构成部分，就无法改变整体，而有些构成部分是无法更改的。

比如，你无法改变孩子的天生气质。俗话说得好，"本性难移"。你可以了解并顺应孩子的天生气质，但是你无法改变它。你无法改变遗传对孩子的影响，但是你可以最大限度地弱化负面影响，加强弱项，鼓励强项，并最大限度地培养他的天赋。

在孩子人格的构成中，你唯一能够发挥重大影响力的，是为他创造适宜的教育环境。教育影响人格。为婴儿和学步期宝宝（你的宝宝很快就要进入学步期了）建立适宜的学习环境，意义重大。

当我们谈论教育时，我们指的是广义的教育。这里所说的教育远远超出了教科书学习。学习和上学不是同义词，但是两者都是教育手段。在宝宝能够独立自主之前，你的养育工作大多奉献给了三个关键方面的教育，即道德、健康与安全、生活技能。

宝宝的人格在很大程度上受到父母教育热情的影响。例如，在学步期，你开始教他怎样做个善良、正直、懂关爱、有耐心、慷慨、有责任心的人；你还会帮助他培养健康的习惯——怎样刷牙、洗澡、进行个人护理。进一步的教育还能更好地达成上述教育目标，如教孩子学会如何思考，如何做出正确判断，如何在生活中运用逻辑和推理能力。

当宝宝进入下一个重要发育阶段时，所有的学习因素将会进一步发挥作用。对于这些学习因素，父母掌握着方向盘。好在，你已经走过了很长一段旅程。转眼间，婴儿过渡期即将成为过去。在这段时间里，你通过培养宝宝的喂养、清醒时间活动和健康睡眠习惯，为他奠定了坚实的基础。这些将会陪伴他迈向下一个重要的生命里程碑：会走、会说话、活动能力强、热爱探索的学步期。好好享受养育之乐！